U0238972

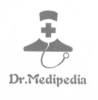

Dr.Medipedia

医万个为什么——全民大健康医学科普丛书

胸有成竹话胸外

——胸外疾病科普问答

胡三元 总主编

孟 龙 主 编

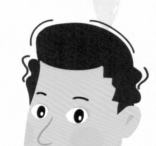

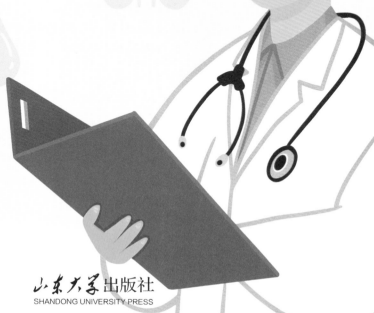

山东大学出版社

SHANDONG UNIVERSITY PRESS

·济南·

图书在版编目(CIP)数据

胸有成竹话胸外:胸外疾病科普问答/孟龙主编
.—济南:山东大学出版社,2023.11(2025.3重印)
（医万个为什么:全民大健康医学科普丛书/胡三
元主编）
ISBN 978-7-5607-7674-3

Ⅰ．①胸… Ⅱ．①孟… Ⅲ．①胸腔外科学－防治－诊
疗－问题解答 Ⅳ．①R655-44

中国国家版本馆 CIP 数据核字(2023)第 028767 号

策划编辑 徐 翔
责任编辑 蔡梦阳
封面设计 王秋忆
录 音 张 璐

胸有成竹话胸外

XIONGYOU-CHENGZHU HUA XIONGWAI

——胸外疾病科普问答

出版发行	山东大学出版社
社 址	山东省济南市山大南路 20 号
邮政编码	250100
发行热线	(0531)88363008
经 销	新华书店
印 刷	济南新雅图印业有限公司
规 格	720 毫米×1000 毫米 1/16
	8.25 印张 150 千字
版 次	2023 年 11 月第 1 版
印 次	2025 年 3 月第 2 次印刷
定 价	58.00 元

《胸有成竹话胸外——胸外疾病科普问答》编委会

主　编　孟　龙　山东第一医科大学附属省立医院
副主编　王光辉　山东第一医科大学附属省立医院
　　　　马国元　山东第一医科大学附属省立医院
　　　　宋　亮　山东第一医科大学附属省立医院
　　　　任万刚　山东第一医科大学附属省立医院
　　　　叶书高　南京医科大学附属无锡人民医院
编　委　（按姓氏笔画排序）
　　　　于　洋　山东第一医科大学附属省立医院
　　　　史　墨　山东第一医科大学附属省立医院
　　　　李　猛　山东第一医科大学附属省立医院
　　　　李星凯　中国医学科学院肿瘤医院
　　　　张湘伟　山东第一医科大学附属省立医院
　　　　陈　员　南京医科大学附属无锡人民医院
　　　　姜远瞩　山东第一医科大学附属省立医院

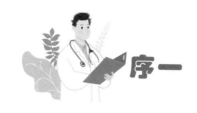

新时代医者的使命担当

——为百姓打造有温度的医学科普

党的二十大报告指出，人民健康是民族昌盛和国家富强的重要标志，要把保障人民健康放在优先发展的战略位置，完善人民健康促进政策。

"科技创新、科学普及是实现创新发展的两翼，要把科学普及放在与科技创新同等重要的位置。"习近平总书记这一重要论述，为新时代医者做好医学知识普及工作指明了前进方向、提供了根本遵循，那就是传播健康理念，力求让主动健康意识深入人心。

"科普，从病人中来，到百姓中去。"山东省研究型医院协会响应国家"全民大健康""科普创新"等一系列战略规划，借助实力雄厚的专家团队，在山东大学出版社的牵头下编纂的"医万个为什么——全民大健康医学科普丛书"问世了。丛书以向人民群众普及医学科学知识，提高全民科学素养和健康水平为根本宗旨，不仅可以在人们心中种下健康素养的种子，还能将健康管理落到实际行动上，让科普成为个人的"定心丸"，成为医生的"长效处方"，进而成为全民大健康的"防护网"。

传递医学科普，是一种社会责任。医道是"至精至微之事"，习医之人必须"博极医源，精勤不倦"，此为专业之"精"；有高尚的品德修养，以"见彼苦恼，若己有之"感同身受的心，策发"大慈恻隐之心"，进而发愿立誓"普救含灵之苦"，这是从医情怀。有情怀，才有品位；有情怀，才有坚持。国际上，很多医学大家也是科普作家。例如哈佛医学院教授、外科医生阿图·葛文德所写的《最好的告别》，传递出姑息治疗的新思路。世界著名的顶级学术期刊《自然》(*Nature*)《科学》(*Science*)创立之初,就秉持科普色彩,直至今日,很多非专业读者仍醉心其趣味性和准确性。在我国,越来越多的医学专家和同仁也开始重视科普宣教,经常撰写科普作品,参加科普访谈,助力科普公益活动,引领大家的健康生活理念,加强疾病预防。

杏林春暖,有百姓健康相托,"医万个为什么——全民大健康医学科普丛书"创作团队带着一份责任和义务,集结 100 多个医学专业委员会,由百余位医学名家牵头把关,近千名医学一线人员编写,秉持公益科普的初心和使命,以心血成此科普丛书。每一本书里看似信手拈来的从容,都是医者从医多年厚积薄发的沉淀。参与创作的医者们带着情怀和担当参与到这项科普工程中,他们躬身实践、博采众长、匠心独运,力求以精要医论增辉杏林。

创作医学科普,是一种专业素养。生命健康,是民生大事。医学科普,推崇通俗,但绝不能低俗。相比于自媒体时代各种信息、谣言漫天飞的现象,这套丛书从一开始的定位就是准确性和科学性,绝不可有似是而非的内容。在内容准确性和科学性的基础上,还力求语言通俗易懂。为此,本系列丛书借鉴"十万个为什么"科普丛书,采取问答形式,就百姓关心的健康问题答惑释疑,指导人们如何科学防治疾病。上到耄耋老者,下至认字孩童,皆能读得懂、听得进,还能用得上,力倡"每个人是自己健康第一责任人"。

推广医学科普,是一种创新传播。科普,不是孤芳自赏,一定要能够打动人心、广泛传播。这就要求有创新、有温度的内容表达方式和新颖的传播形式。内容上,本套丛书从群众普遍关心的问题出发,突出疾病预防,讲述一些常见疾病的致病因素,让读者了解和掌握疾病的预防知识,尽量做到不得病、少得病,防患于未然。一旦得了病,也能做到早发现、早确诊,不贻误病情和错失救治良机。在传播方式上,为了方便读者高效利用碎片化时间,也为了让读者有更多获取健康知识的途径,本套丛书在制作时把每部分内容都录制成音频,扫码即可听书。为保证科普的系统性,丛书以病种划分为册,比如《心血管疾病防治问答》《内分泌与代谢疾病防治问答》《小儿外科疾病防治问答》等,从而能最大限度地方便读者直截了当地获取自己关心的科普内容。最终形成的这套医学科普丛书既方便读者查阅,又有收藏价值,还具有工具书的作用。

坚守医学科普,还需要有执着的精神。医学科普的推广、普及并非一日之功,必将是一项长期性、系统性的工程,我们将保持团队的活力和活跃性,顺应时代发展,不断更新知识,更好地护佑百姓健康。

这样一群有责任、有情怀、有坚守、有创新的杰出医者为天下苍生之安康所做的这件事,看似平凡,实则伟大。笔者坚信,他们在繁忙的临床、科研、教学工作以外耗费大量心血创作的这套大型医学科普丛书,必将成为医学史上明珠般的存在。不求光耀医史长河,但求为百姓答疑解惑,给每一位读者带来实实在在的健康收益。

中国工程院院士　张运

2023 年 4 月

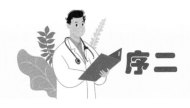

让医学回归大众

欣闻"医万个为什么——全民大健康医学科普丛书",这套由近千名医学领域专家和临床一线中青年医务人员撰写完成的丛书即将付梓,邀我作序,幸何如之。作为丛书总策划、总主编胡三元教授的同窗挚友,能先一睹著作,了解丛书撰述缘由,详读精心编写的医学科普内容,不禁感叹齐鲁医者之"善爱之心"及医学科普见解之独到。

庞大的丛书作者背后是民生温度。从医三十多年,我始终认为大众健康素质和健康意识的提高,是健康中国建设的重要内容。作为医生,应该多写科普类文章,给老百姓普及健康和医学知识,拉近与人民群众的距离,让科普成果切切实实为百姓带去健康福祉。

执好一支笔,写好小科普

医疗是一个专门的领域,由于人体的复杂性,注定了疾病本身往往是非常复杂的。虽然自19世纪以来,医学随着科学技术的现代化而飞速发展,人类攻克了很多疾病,但仍有许多疾病严重威胁着人类健康及生活质量。

医防融合是一个老话题,但不应只定格在诊室,还要延伸到诊室外,让医学科普知识融入百姓的日常生活,成为百姓的家居"口袋书",对防病更能起到重要作用。

普通民众的医学知识毕竟有限,在生活水平日益提高的当下,健康无疑是最热门的话题之一,可很多民众的防病及治病方式存在诸多误区,有些方法甚至还有害无益。

得益于互联网传播和智慧医疗的日益发达，许多执业医师走上了科普道路，为民众普及健康常识，提高全民的健康素养。创作医学科普对大众健康有利，而对医者而言，也能丰富自己的知识，精细化自己的思维，在医学求知路上不断前进。"医万个为什么——全民大健康医学科普丛书"作为科普知识的大集锦，依托山东省研究型医院协会雄厚的专家团队，凝聚起了近千名专家和中青年医学骨干力量，掀起"执好一支笔，写好小科普"热潮，在新世纪的今天，可谓功不可没，意义深远。

编好一套书，护佑数代人

科普不仅能够预防疾病的发生，很多已经发生的疾病也能够通过科普获得更好的预后。从这个意义上说，医生做科普的意义绝不亚于治病。从落实健康中国战略，到向世界发出大健康领域的"中国之声"，在疾病防治上，我国医者贡献了不少中国智慧和中国方案。

"医万个为什么"脱胎于我们小时候耳熟能详的"十万个为什么"科普丛书，初读就觉得接地气、有人气。丛书聚焦的问题，也全部是与百姓息息相关的疾病疑难解答，全面、权威、可信、可靠。

尤让我耳目一新的是这套丛书创新性地采取了漫画插图以及音频植入的方式，相比单纯的文字阅读，用画图和语音的方式向读者介绍，会更直观。很多文字不易表达清楚的地方，看图、听音频会一目了然、一听而知，能切实助推健康科普知识较快为读者所掌握，不断提升大众对健康科普的认同感，相信丛书出版后，也会快速传播，成为百姓口口相传的"健康锦囊"。

凝聚一信念，擘画大健康

一头连着科普，一头连着百姓；一头连着健康，一头连着民生。

毫无疑问，"医万个为什么——全民大健康医学科普丛书"的编者们举山东之力，聚大医之智，以"善爱之心"成此巨著，已经走在了医学科普传播的最前沿，该丛书在当代医学科普领域堪称独树一帜之作。

我也殷切希望，医者同仁能怀赤子之心，笔耕不息，医防融合，不断践行"让医学回归大众"的使命,向广大人民群众普及医学知识。期待本丛书成为护佑百姓健康的"金字招牌",为助力健康中国建设做出应有贡献。

最后,向山东省研究型医院协会及各位同仁取得的成绩表示钦佩,并致以热烈的祝贺。

中国工程院院士 李兆

2023 年 5 月

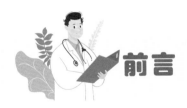

前言

近年来，胸外科常见疾病（如肺结节、食管疾病等）的发病率逐年升高，门诊就诊的患者人数也呈上升趋势。面对紧张的医疗资源和日益增长的患者人数，如何提高百姓的健康意识，增强其预防疾病的能力，以及如何让百姓在就诊的过程中少走弯路，都是我们需要解决的问题。

医务工作者不仅要有治病的能力，也要做好防病的工作。治病面对的是患者，需要医护人员有过硬的专业技能；防病则要和健康人群打交道，需要医护人员有科普能力。

医学科普是指利用各种传媒以浅显、通俗易懂的方式，让公众接受医学知识、了解医学技术的应用、学习健康生活方式的活动。简而言之，医学科普就是用老百姓能够理解的方式介绍专业的医学知识。自媒体时代的到来，让大众可以通过多种途径获取医学科普知识，但不可避免地存在各种信息鱼龙混杂、良莠不齐的情况，因此，迫切需要一系列权威的、严谨的、由专业医疗人员编写的医学科普图书。

受山东省研究型医院协会委托，我们非常高兴地承担了"医万个为什么——全民大健康医学科普丛书"中胸外科疾病分册的编写。本书以胸外科常见病、多发病为基础，结合在临床工作中患者提出的常见问题，引用了部分专业著作和论文，采取问答的形式，用通俗易懂的语言介绍专业的医学知识。书中包含认识我们的肺、肺部常见疾病、其他肺部疾病、食管疾病、胸壁纵隔疾病、肺移植六大方面的内容。本书内容丰富，图文并茂，具有很强的实用性和针对性，能够很好地服务于胸外科疾病患者。

本书邀请了山东第一医科大学附属省立医院以及南京医科大学附属无锡人民医院多名知名专家参与编写，在此向每位编者的辛勤付出深表感谢。同时,山东大学出版社对本书的出版也给予了大力支持,一并表示感谢。

　　医学科普任重道远！我们借此机会抛砖引玉,相信在各位同仁的不断努力、积极贡献下,会不断产出更多、更优秀的医学科普作品,共同推进医学科普事业发展！

孟龙

2023 年 10 月

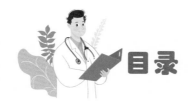

目录

肺癌

胸壁纵隔疾病

肋骨骨折

胸廓畸形

其他胸壁疾病

纵隔疾病

肺移植

参考文献

跋

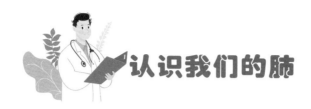

认识我们的肺

肺是我们身体最重要的器官之一，主要功能是维持人体的呼吸。每天我们都要呼吸数千次，将氧气带入身体，同时排出二氧化碳，这个过程就是由呼吸系统完成的，而肺则是该系统的核心部分。因此，肺的健康非常重要，如果肺出现问题，会对我们的生命健康造成严重影响。

1.我们的肺长什么样？

肺位于胸腔内，左肺和右肺在纵隔两侧。两肺并不是完全对称的，右肺宽而短，左肺狭而长。正常生理状态下，肺呈浅红色，质柔软，富有弹性。随着年龄的增长，空气中的粉尘不断吸入并沉积于肺，使其颜色逐渐变成暗红色或深灰色。人的肺共分为五个肺叶，其中左侧两个，右侧三个，左肺约占总肺功能的45％，右肺约占总肺功能的55％。

气管、支气管和肺（前面观）

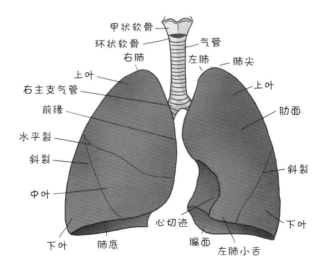

2.肺有什么功能?

肺的主要功能是负责维持人体的呼吸,具体来说就是将大气中的氧气运输到人体的循环系统,并将二氧化碳从血液中排出至大气。此过程是在成千上万个由特殊细胞组成的微小薄壁泡囊中进行的,这些微小泡囊被称作肺泡。

3.肺是怎样工作的?

肺部就像气球,吸气时,位于胸腔和腹腔之间的膈肌会收缩下降,气流由外到内将肺部充满,使整个胸腔的容积变大;呼气时,膈肌会舒张上升,恢复到原来的位置,气流由内往外排出肺部,使胸腔容积缩小。简单来说,膈肌是进行呼吸运动最主要的呼吸肌。呼吸时的气体交换是利用气体浓度不同来扩散交换的。氧气通过肺泡扩散进入微血管时,可与血红蛋白结合形成"含氧血",并由循环系统将其带到身体各处,而被各个身体组织使用过后富含二氧化碳的血液,则通过静脉血管再次进入肺脏,当经过微血管时,二氧化碳再扩散至肺泡,由呼气动作排出体外。

4.胸部有刺痛,一定是肺出了问题吗?

在门诊上,胸部刺痛是一种比较常见的症状,如果患者没有出现反复性的疼痛,可以不用过于紧张。但是如果出现以下几种情况,则患者需要引起重视:

(1)支气管和肺部的感染很容易引起胸部刺痛,还会伴有咳嗽、咳痰的症状,严重的情况下还会出现发烧、全身不适感等症状。若患者出现以上情况,需要用抗感染的药物和止咳化痰的药物治疗。

(2)如果是有冠心病病史的老年人,还需要考虑是由于心绞痛、心肌梗死等疾病引起的胸痛,需要去医院做心电图和心脏彩超的检查。

(3)肋间神经炎、带状疱疹、胸膜炎也有可能会引起胸部刺痛,需要用抗感染、抗病毒、营养神经的药物治疗。在疼痛严重的情况下,也可以适当口服止痛药物,如布洛芬或者双氯芬酸钠。

5.肺部出现问题,有哪些表现?

(1)呼吸困难:当患者的肺部出现问题时,喉咙和呼吸道会首先出现反应,最常见的就是呼吸困难,这是肺部疾病的主要症状。

(2)咳嗽:患者在感冒发烧时,因身体的免疫力低下,会出现咳嗽的症状;但当患者在没有生病的情况下,却一直咳嗽,特别是出现因咳嗽引起的失眠时,就意味着肺部可能出现了疾病,需要及时就医了。

(3)咳痰、咯血:部分患者在肺部有了疾病后,会出现咳嗽、咳痰的现象,而如果痰中带血,则往往提示是较严重的肺部疾病(如肺癌),应引起重视。

(4)胸口疼痛:这是很多肺部疾病会出现的症状,多为剧烈侧胸痛,常呈针刺样,随咳嗽或深呼吸而加剧,可放射至肩部或腹部。如为下叶肺炎,可刺激膈肌引起剧烈腹痛,易被误诊为急腹症。

当患者出现以上症状时,不要轻视,特别是有吸烟习惯的男性,更应重视肺部的变化。日常为了肺部健康,要保持室内环境通风,如果有条件,可以使用空气净化器,出门时尽量戴口罩,同时应定期做体检,及时发现异常。

6.胸部有问题,到医院怎么挂号呢?

不同的胸部问题,患者要选择不同的科室:

(1)有肺结节、肺占位性病变、食管肿瘤、肋骨骨折、胸部损伤、气胸等问题的患者,应到胸外科去就诊。

(2)如果是乳腺有问题的患者,应到乳腺外科或者普外科就诊。

(3)胸部皮肤有刺痛、水疱、皮疹的患者,应选择皮肤科就诊。

(4)胸闷、心慌的患者,应到心外科或者是心内科就诊。

(5)有气喘、慢性阻塞性肺疾病(慢阻肺)、哮喘、支气管扩张、慢性咳嗽的患者,应选择到呼吸科就诊。

7.胸部疼痛的常见原因有哪些?

胸外科门诊最常遇见的就是胸痛患者,这需要医生首先排除是否为心脏疾病(如心肌缺血、冠心病等)引起的胸痛。排除心脏方面的疾病后,胸痛大概有这几类的原因:首先是肋间神经痛,神经源性的疼痛;其次,就是肋软骨炎,它是肋软骨无菌性炎症;除了这两类最常见的疾病以外,引起胸痛的就是肺部或者胸膜的器质性病变了,这就需要患者进行进一步的胸部检查。

8.检查肺是挂呼吸科还是胸外科的号?

这需要根据患者所要检查的肺部疾病决定,如果是需要手术治疗的疾病或者术后复查需要挂胸外科的号,如果是慢性的内科肺部疾病需要挂呼吸科的号。例如,急慢性咽炎、急慢性支气管炎、肺炎、肺气肿、慢阻肺、肺纤维化等疾病的患者一般应到呼吸内科就诊。如果是有肺部肿瘤，或者肺部有胸腔积液、血气胸等疾病的患者，应到胸外科就诊。

9.胸外科为什么不看"胸"呢？

经常有女性患者来看胸外科的门诊，她们会拿着报告告诉医生自己胸痛，但实际上她们的胸痛可能并不属于胸外科疾病的范畴。实际上，胸外科医生看的"胸"，并不包括外面的乳腺组织。若女性患者想做乳腺组织的检查，可以到乳腺外科就诊。

10.胸外科具体能看哪些疾病呢？

（1）肺部的疾病，包括最常见的肺结节、肺的良性肿瘤、肺隔离症，以及肺癌。

（2）食管和贲门的良恶性疾病，如食管癌、贲门癌、食管平滑肌瘤等。

（3）纵隔的疾病，如胸腺瘤、纵隔囊肿、胸骨后甲状腺等。

（4）胸壁的疾病，如胸壁的肿瘤，还有各种胸壁的畸形，如鸡胸、漏斗胸，还有复杂的胸壁畸形等。

（5）胸部的创伤，如肋骨骨折、血胸、气胸、肺挫伤等。

11.肺部检查都有哪些项目？要多少钱？

肺部检查包括的项目比较多，不同的项目，检查的费用也是不相同的。一般的 CT 检查在县级医院需要花费 300 元左右，比较先进的螺旋 CT 收取的费用会更高一些。一般呼吸道感染的患者，拍胸片的费用大约在 120 元，胸部透视的价格最低，一般为几十元。纤维支气管镜检查费用一般在 400～600 元，如果需要细胞学或病理检查，则费用会更高。在不同的医院，收取的费用也是不相同的，级别越高的医院收取的费用会越高，一般医生会根据患者的病情来决定检查的项目。

12.肺里咳出的痰，到底是什么？

从肺里咳出来的痰，实际上是我们气管黏膜的一些分泌物。我们在呼吸道感染的时候，支气管黏膜会分泌一些黏液，有利于把呼吸道里的细菌、病毒，或者吸入的一些异常颗粒粉尘排出体外，这是一种很好的生理反应。通常患有肺炎或支气管炎时，痰就会增加，不同颜色的痰有可能会代表不同的细菌感染。

但是需要注意的是,如果痰中带血,一定要警惕肿瘤或者支气管扩张的可能。如果是粉红色泡沫痰并伴有气喘的话,那么患者有可能患有心衰,一定要尽快到医院就诊。

13.预防肺部疾病,有没有比较日常的方法?

想要肺部健康,要注意远离这些气体:

(1)雾霾:环境污染导致雾霾天气的出现,特别是空气中的细颗粒物（PM$_{2.5}$)等颗粒,如果通过人的气管进入肺部,就会给肺部带来很大的伤害。

(2)烟雾:远离香烟,不仅仅是自己不要吸烟,也要尽量避免吸入二手烟。烟雾中有很多的致癌物,如烟焦油、一氧化碳、尼古丁等,而且长时间吸入二手烟,其危害一点都不亚于自主吸烟。

(3)油烟:可千万不要小看了厨房的油烟,在煎、炸、烤、炒时,油温都会在260 ℃以上,其中的有害物质也会趁机进入人体的肺部。

(4)甲醛和苯:虽然新房装修时,不可避免地会产生一定的苯和甲醛,但可以在装修时尽量减少涂料的使用,或是选择绿色的环保材料。同时,在装修后,一定要通风一段时间再入住。

近些年来,肺部疾病的发病率在临床上日益升高,究其根本,就是人们的生活方式和生存环境发生了改变。特别是对于一些处于特殊工作环境中的人,更加应当警惕肺部疾病的发生,做好预防和护理措施,才能最大限度降低自身罹患疾病的可能。

14.医生问诊,为什么要问病史?

这是因为病史对医生判断患者疾病的意义重大。例如,若患者的肺结节是在感冒发烧或者肺部感染后查出来的,则大多是由炎症造成;若有肿瘤史或者肿瘤家族史的患者查出肺结节,则其是肿瘤的可能性就比一般患者要大。疾病的性质不同,治疗的方向也就有所不同,所以对于医生来说,详细了解患者的病史非常重要;对于患者来说,也一定不要向医生隐瞒自己的病史,以免造成医生对病情的错误判断。

15.为什么病情随访建议看同一个医生?

患者不一定非要找同一个医生,但是应去同一家医院。医生对病情的判断很多都是基于患者的检查,如肺结节实际上是一个三维立体的、不规则的形状,就像一个土豆,从不同角度上来进行测量的肺结节直径都会有所不同。因此,患者在不同的医院,使用的机器型号不同,那么获得的 CT 参数也不同,这样医生就可能会对患者的病情有一个错误的判断。所以建议患者一定要多听从主治医生的建议,尽量固定在一家医院随访。

16.胸透、胸片、胸部 CT,有什么区别呢?

胸透、胸片及胸部 CT 这三个项目的检查部位是一致的,都是看心肺和胸廓。

(1)胸透

胸透在临床上也被称为"荧光透视",是最早应用于临床的 X 线检查项目,也叫"胸部透视"。胸透是传统的健康体检常规检查项目,可以通过 X 线机看到胸部的软组织、骨骼、气管、血管以及心脏等。一些肺部和气管的先天性疾病都可以通过胸透检查出来,而且可以通过受检者的转动进行多角度的观察,了解内脏器官的运动情况。

优点:价格低廉,可以观察动态影像,可立即得到检查结果。

缺点:放射剂量大,检查时间较长,对细微病变和厚实部位的病灶易漏诊,不能留下检查记录。目前,胸透已逐渐被胸片、CT 取代。

(2)胸片

胸片就是胸部的 X 线片,临床上都叫"胸片"。受检者取站立位,一般在平静吸气下屏气投照,像是给受检部位拍了一张照片。胸片不但常用于检查胸廓(包括肋骨、胸椎、软组织等)、胸腔、肺组织、纵隔等疾病,还可以显示出心脏大血管的大小、形态、位置和轮廓,能观察心脏与毗邻器官的关系和肺内血管变化。相对于胸透来说,胸片影像清晰,对比度较好,还可以留有检查记录,供复查时对比、会诊时讨论之用。这也是医生在患者胸透检查发现有病灶后,建议患者去拍胸片的原因。

优点:影像清晰,放射剂量较低,检查时间短,留有记录可对比检查。

缺点:无法观察活动器官的运动情况,难以发现直径小于 5 毫米的病变,难以观察病变的细节。

(3)CT

CT 是通过 X 线计算机体层摄影对胸部进行检查的一种方法。CT 与胸片原理相同,但是采集的数据多,一次胸部 CT 扫描可以采集数十张图像,经过处理后图像数量可以达到数百张,而且每一张图像所表现的内容也不同,所以观察的内容更精细,对细微病变和厚实部位的病灶检查率、检出率高。

胸部 CT 常用于观察两侧肺组织,纵隔及肺门,胸腔、胸膜及胸壁的情况,对 X 线片发现的问题进行定性的诊断;还可以较好地对肿块成分、具体位置、范围及邻近解剖结构的关系等细节进行观察。通过胸部 CT 检查,可确定疾病是由炎性病变、陈旧性病变还是肿瘤病变导致的,对于肺癌的早期发现,以及肋骨、胸骨骨折等的检出有重要意义。

优点:所观察的内容更多、更精细,其敏感性、特异性和准确性远远高于其他检查,留有记录可对比检查。

缺点:放射剂量较高,出结果时间长。

低剂量螺旋 CT 扫描是指通过对机器扫描参数进行优化,调整管电流、管电压和螺距等来大大减少受检者受辐射的剂量。由于低剂量胸部 CT 只是用来诊断患者有没有病灶,因此特别适用于单位组织的健康体检及高危人群普查、肺癌筛查,同时也适用于短期内多次复查及需要长期随诊观察的患者。如果是要精确诊断病灶,则还需要做常规剂量 CT 检查。

17.通过肺部 CT 能确认病理的性质吗?

CT 和病理的性质之间其实是不能画等号的,病理是需要取到活体组织的,但是对于一些比较典型的病例,是可以通过 CT 来进行预判的,不过这个预判并不等同于最后的病理结果。例如,磨玻璃结节,在随访的过程中,若它出现逐渐变大、实质性成分增多,或出现肺泡整个结构的塌陷、扭曲,那么病灶指向腺癌的可能性就非常大了,但是两者之间还不能完全画等号。

18.为什么肺部疾病检查一般选择 CT 而不是磁共振?

磁共振的成像原理与 CT 不同。磁共振是利用水分子内氢原子核在磁共振设备(巨大磁场)内产生"共振",然后经过一系列复杂的转换才能够形成图像。简单地说,含水分子多的组织,核磁共振检查效果好,如肌肉、颅脑、肝胆胰腺、脊髓等,而含水分子少的组织则效果差。肺部绝大部分是由含空气的肺泡组成的,这些肺泡内的空气不含有水分子,所以磁共振检查效果差。

在磁共振检查的过程中,心跳以及肺部的呼吸运动会造成大量的伪影,就会影响成像的质量,而且这种呼吸和心跳的运动是没有办法控制的。磁共振检查耗时很长,一般单个部位都至少需要十分钟,即使能勉强做到身体完全不动,不呼吸也是绝对不可能的。

磁共振与 CT 相比,费用较高、成像较慢,对于一些急诊或者危重症患者是不适合的。而且,当患者体内有心脏起搏器、钢板或者其他金属材质的异物时,均不可以做磁共振检查。

实际上,磁共振也不是完全不用于肺部检查,在一些情况下也可以做磁共振检查,比如肺部病变靠近纵隔大血管,如果想分辨病变对纵隔或大血管的侵犯情况、侵犯程度,核磁能给我们提供更好的信息。但是一般不主张通过磁共振来进行肺部疾病的检查。

19.肺部 CT 检查报告应该怎么解读呢?

(1)CT 扫描未见明显异常改变:一般认为是正常的结果。

(2)肺内陈旧性病变(陈旧性结核并钙化):可以理解为检查结果正常,因为陈旧的病变一般是治愈后的结果,尤其是已经发生钙化,则一般不会复发。

(3)慢性支气管炎、肺气肿、肺大疱:可以理解为有慢性或较稳定的病变,需要定期复查,并请内科医师进行综合判断。

(4)慢性肺间质性病变、肺纤维化:可以理解为有慢性或较稳定的病变,需要定期复查,需要内科医师对肺功能进行综合评判,可以进一步检查肺功能。

(5)胸腔积液、胸膜增厚:可以理解为有慢性或急性胸腔病变,一般多为结核性病变或者胸膜炎等,需要请临床医师(呼吸内科或胸外科医师)进行临床综合判断,并做进一步检查确诊,及时治疗。

(6)右(左)肺内占位性病变:需要进一步检查,确定是否有癌症可能,也可能是良性的占位病变,确诊后及时治疗,定期复查。

(7)肺内多发结节影:有良性和恶性病变可能,需要进一步检查,明确诊断,及时治疗,定期复查。

(8)右(左)肺术后改变:被检查者做过肺部手术,往往需要定期复查随访,观察术后病变的转归方向。

20.做什么检查能够检测我们的肺部是否健康呢?

检测肺部是否健康其实只要做两个检查就可以了:第一个是肺部低剂量螺旋 CT,这个检查是为了明确肺部是否有实质性的病变,像肺炎、肺癌等疾病,甚至还能检测普通 X 线胸片容易漏诊的肺小结节,对于早期肺癌的检测率高达90%以上;第二个就是肺功能检查,方法比较简单,配合医生们的指令,对着设备吹气,这个检查主要用来判断肺部的工作状态,能够对慢性支气管炎、支气管哮喘、慢性阻塞性肺疾病、气道疾病有良好的判断。如果这两个检查做下来都是正常的话,那基本上就可以确定自己的肺部是健康的了。

21.什么是肺功能检查?

肺功能检查是临床了解肺呼吸功能最直接的无创性检查技术。它是一项物理检查,无创、无痛、无射线,对身体无损伤,只需按医生要求做相应的吸气、呼气动作,就能顺利完成,而且重复检查方便,易于接受。因其比较简便,不少患者就想着:"我每次体检都会做胸片、CT,就不必进行肺功能检查了。"但事实上,这三者的检查重点不同,并不能相互替代。

人们说到肺功能,首先想到的可能是肺活量。例如,在水下憋气能憋多长时间,一口气吹气球能吹多大,这些都是肺活量的表现。而肺活量仅仅是肺功能的一部分,全面的肺功能检查还包括气流受限、呼气流量测定、气道阻力等多个方面。医生会根据相同身高、体重、年龄及性别的正常人标准,来判断受检查者肺功能的好坏。

肺功能检查的目的包括:①早期检测肺、呼吸道疾病;②鉴别呼吸困难的原因;③鉴别慢性咳嗽的原因;④诊断支气管哮喘、慢性阻塞性肺疾病等;⑤监测药物及其他干预性治疗的反应;⑥进行胸腹部手术的术前评估,以及评估胸、腹部手术后肺功能的变化;⑦评估心肺疾病康复治疗的效果;⑧评价肺功能损害的性质和类型。

肺功能检测对象包括:①反复咳嗽或伴有喘息者;②咳嗽持续 2～3 周或以上,抗生素治疗无效者;③反复"感冒"发展到下呼吸道者(持续 10 天以上);④哮喘患儿病情评估;⑤幼儿急性支气管炎、肺炎与哮喘早期的鉴别;⑥反复上呼吸道感染者;⑦有吸烟史及长期咳嗽者;⑧季节性咳嗽发作者;⑨慢性支气管炎患者的定期复查;⑩胸片异常者。

人体的呼吸功能有强大的代偿能力,在疾病早期往往没有显著的临床症状,且大多数疾病发展缓慢,人体能逐渐适应并耐受,甚至还有人以为只是人体衰老的自然现象,因而不易引起重视。然而,当人体出现明显呼吸困难症状时,此时的肺功能可能已经下降很多,并且有可能已经不可逆转了。

因此,早期进行肺功能检查十分必要。特别是有反复喘息、慢性咳嗽以及不明原因的呼吸困难或者胸闷的儿童,更应进行相关肺功能检查,明确病因。

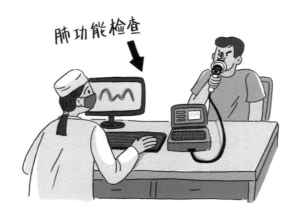

肺功能检查

22.哪些人适合定期做肺功能检查?

虽然不同年龄阶段的人都有可能出现呼吸系统疾病,但如果为以下这几类人群,就必须定期去医院做肺功能检查。

(1)长期吸烟的人:如果患者的吸烟时间比较久,或者自身的吸烟量比较大,那么不管处于哪个年龄阶段,都必须定期检测自己的肺功能。这主要是因为抽烟在临床上往往会引起支气管炎以及肺气肿等疾病,使得患者的肺功能降低,最终发展为慢性阻塞性肺疾病。疾病早期的肺功能下降,绝大多数患者都没有自觉症状,只有在肺功能降低比较明显的时候才会感到气短、呼吸困难。所以长期吸烟的人如果能够定期做肺功能检测,就能在早期及时发现肺功能降低。

(2)呼吸困难的人:如果患者在正常活动之后突然有胸闷气短的现象,而这些现象并没有在充分休息之后缓解,而是越来越严重的话,就需要考虑自己的肺功能是不是已经出现了问题,这时必须要去医院做肺功能检查。

(3)在特殊环境中工作的人:临床发现,有很多从事特殊职业的人群,很容易出现肺部疾病,如经常接触污染气体或者粉尘的人,这样就会引起职业性的肺病,导致肺功能进一步降低。这类人群也必须定期去医院做肺功能检查,另外,在工作的过程中,要做好个人防护措施。

23.去胸外科门诊做体检的时候,要不要空腹?

一般来说,如果只做胸外科的检查,如胸片、心电图、心脏彩超,则不需要空腹。但是如果要抽血,检查肝肾功能、电解质、血脂、各种感染指标、肿瘤标志物、激素水平,就需要空腹,因为吃饭或者喝水会引起胃肠消化道的改变,影响全身的代谢水平,从而影响检查的结果。

24.微创手术是怎么回事?和常规手术有什么区别?

(1)什么是微创手术?

从广义的角度来讲,所有减少手术创伤、缩短住院时间、促进快速康复,甚至减少住院费用等方面的手术都可以算是微创。但在临床上,狭义的微创手术主要是指手术切口的缩小,对胸壁损伤的减少,以及由此带来的住院时间的缩短。

(2)微创手术和常规手术在疗效上有何差异?

从肿瘤的根治性切除、治疗效果方面来讲,不管是微创手术、胸腔镜辅助小切口手术还是常规开胸手术,都没有明显的区别。

(3)微创手术和常规手术在费用上有什么区别?

微创手术的伤口较小,但很多胸腔内的操作必须要用到一部分专业的器械,然而这一部分器械是一次性的且有的不能进入医保报销范围,必须自费。不过,微创手术能够缩短患者的住院时间,减少住院的一些费用,所以整体上讲,两者的费用很难有一个明确的对比,具体费用的多少取决于手术的难度和方式。

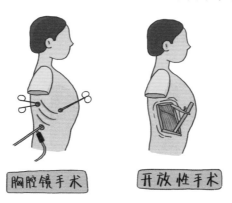

胸腔镜手术　　　　开放性手术

25.微创手术会不会痛?

微创手术也并不完全是无创的,所以同样会有疼痛,有的患者的疼痛还是比较剧烈的,这种疼痛主要来源于三个方面:

(1)无论是单孔胸腔镜还是多孔胸腔镜,胸壁总是要打孔的,这个切口虽然小,但同样需要切开皮肤和皮下肌肉组织,使局部神经受损,所以会有疼痛感。

(2)手术过程中胸腔镜手术器械频繁出入切口,会对胸壁肋间神经以及肌肉组织形成钝性损伤,使术后患者出现疼痛感。

(3)手术之后需要放置胸腔闭式引流管,将引流管放在肋骨之间,随着呼吸的摆动也会导致患者疼痛。

26.常吸烟的人,小心肺部疾病发生恶变

研究表明,男性肺癌的患病率明显高于女性,喜欢吸烟的人的肺癌患病率高于不吸烟的人20倍之多。如果烟龄超过10年,那么得肺癌的风险至少要高出20倍。所以,常吸烟的人,若肺部有这四种信号,就要小心肺部疾病发生恶变。

(1)胸痛:如果你有20年的烟龄,且年纪在50岁左右,当你出现了不明原因的胸痛时,一定不要拖,需要及时前往医院。

(2)痰中带血:如果你有20年的烟龄,且年纪在50岁左右,当发现痰中带血时,也应该高度重视,这有可能是癌症早期的症状。

(3)干咳、干呕:很多长期吸烟的人,都会有干咳、干呕的症状,一般人不会在乎,以为只是个支气管炎。事实上,很多肺癌的症状可能并不特异,有些早期肺癌可能表现出干咳、干呕等症状,如果有这些症状,建议查下肺部CT。

(4)出气不畅:有很多吸烟的人常会有深吸气的习惯,就是出现胸闷、供气不足的感觉,这是肺部功能正在下降导致的,所以如果你的烟龄为20年以上,且有这种症状,那么一定要去医院检查。

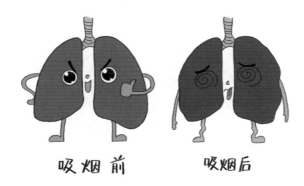

吸烟前　　　　吸烟后

27.肺癌遗传吗?

研究表明,肺癌与遗传有一定的关系,但并不是特别密切,我们更愿意称之为"家族聚集现象"。除了遗传,家里有多个人得肺癌,更可能与他们共同的生活方式有关,比如说抽烟等。所以,即使家里有人得了肺癌,我们也不用过于恐慌,只要定期进行体检和癌症的筛查就可以了。

28.怎样看待肺部肿瘤标记物中的"癌胚抗原"?

目前,大家查体的意识都很强烈,特别是对于一些防癌的筛查,被选择最多的就是肿瘤标记物化验。在肿瘤标记物中,有一项名为 CEA 的检查,CEA 即癌胚抗原,它有一个广谱的意义,因为很多癌种都会引起这项指标的增高和变化。如果你的 CEA 指标有些高,不必过分惊慌,有可能是受到了其他因素干扰,如服用了其他药物,不管是中药还是西药,都会对该指标有影响;同时,你体内如果有其他的炎症疾病,在某些时段也会对这个指标有影响,一般数值不超过标准的三到五倍是没有特殊意义的。如果你的 CEA 指标高出了十倍以上,就一定要引起警觉了,必须要去复查,如果复查之后还是高出十倍以上,就一定要做详细的全身检查。

29.吸烟与肺癌有关吗?

经常有人说:"我吸烟不会得肺癌,所以吸烟跟肺癌没有关系。"其实这是一个错误的认知,任何癌症的发生,包括肺癌,都是由内因和外因共同作用的结果。不同的遗传背景、代谢能力、环境和致癌物,它们交织在一起,就导致了肿瘤的发生。虽然吸烟并不一定会导致肺癌,但是吸烟的人得肺癌的概率比其他不吸烟的人要高 5～10 倍,所以还是奉劝大家一定要戒烟。

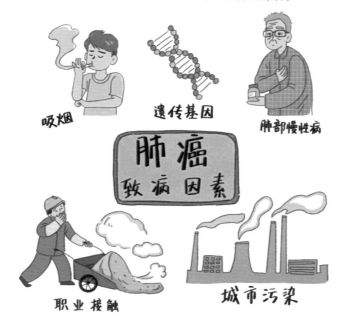

30.主动吸烟和被动吸烟,哪个危害更大?

主动吸烟和被动吸烟,危害都很大。主动吸烟就是吸一手烟,被动吸烟就是吸二手烟。一手烟和二手烟里边都会有烟焦油、一氧化碳、尼古丁,还有很多有毒物质,危害都非常大。如果你不想生病,也想让你的家人健康,请远离香烟。

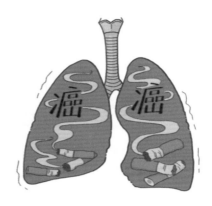

31.成功戒烟后,肺还能恢复正常吗?

首先大家要明白,随着年龄的增长,身体各项机能会下降,肺功能也是一样。人在过了 35 岁之后,肺功能会逐渐下降,因此如果想戒烟的话,最好在 35 岁之前,这样更有利于肺功能的恢复。但肺能否恢复正常,要视具体情况而定,这也与自身吸烟的量和时间长短有关。

如果吸烟时间短,吸烟量较小,出现肺纹理增粗以及轻度肺功能下降时,可通过戒烟使肺逐步恢复正常。

但是对于长时间吸烟或者吸烟量较大的人来说,肺的损伤是不可逆的,不能完全恢复正常,因吸烟导致支气管黏膜上的纤毛运动功能受损,以及支气管管壁的损伤也难以恢复。同时,因为吸烟形成的不可逆的气流受限,以及慢性支气管炎、肺气肿等情况也是不能逆转的。

早期戒烟能够减少肺部的损伤,戒烟的最佳时间就是"现在"!

(孟龙 王光辉)

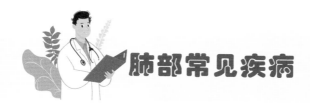

肺部常见疾病

肺结节

随着低剂量胸部 CT 筛查的普及,在体检中发现肺部小结节的概率增大。出现这种情况不必过分担心,首先肺结节多数不是肺癌,即使少部分是肺癌,也是早期癌症,只要通过及时、恰当的治疗,就能取得较好的预后。准确的诊断与合理及时的治疗将有助于保证患者的生活质量和预期寿命。因此,查体若发现肺部结节要及时就医,并请专业医生进行正确的诊断和处理。

1.什么是肺结节?

肺结节一般是指在胸部 CT 上直径≤3 厘米,密度高于正常肺组织的结节状影,其形态可为圆形、类圆形或不规则形状,与周围正常含气肺组织边界较为明显。如结节直径<1 厘米,一般称之为小结节;如果结节直径<0.5 厘米,则称之为微小结节。根据密度的不同,可分为磨玻璃结节与实性结节,根据结节数量的不同,可以分为单发结节或多发结节(2 个及 2 个以上)。

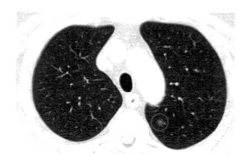

单发结节

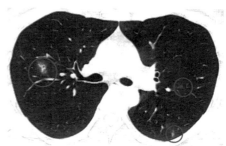

多发结节

2.什么是磨玻璃结节?

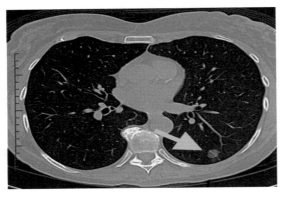

肺磨玻璃结节(箭头所指处)

磨玻璃结节是指胸部 CT 上肺组织密度轻度增加,但其内的支气管及血管仍可清晰分辨,因酷似磨(毛)玻璃而得名。按照磨玻璃结节是否含有实性成分可分为纯磨玻璃结节及混合密度磨玻璃结节,其中纯磨玻璃结节又可细分为均质型磨玻璃结节(纯磨玻璃结节)及异质型磨玻璃结节。均质型磨玻璃结节是指结节的密度较为均一,而异质型磨玻璃结节则是指结节的密度不均一。纯磨玻璃结节随着密度的增高可以发展成为混合密度型磨玻璃结节,而部分磨玻璃结节在发现时即为混合密度型磨玻璃结节。

3.什么是实性结节?

实性结节是指结节在 CT 上的密度显著高于正常肺组织,因其较高的密度覆盖了肺组织内包含的正常结构,导致其内的血管及支气管无法辨别。

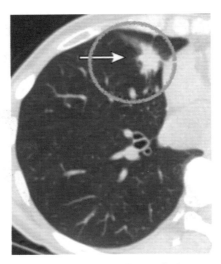

肺实性结节(圈内箭头所指处)

4.什么疾病可以表现为肺结节?

我们可能常常以为肺内长了结节就是长了肺癌,其实可以导致肺内结节的疾病或原因有很多,其中可能表现为肺内磨玻璃结节的疾病包括:①良性疾病:肺部的炎症、纤维化、出血,一般或特殊感染所致的慢性肉芽肿、结核或真菌感染所致的特异性肉芽肿。②癌前病变:不典型腺瘤样增生,原位腺癌。③恶性肿瘤:微浸润腺癌,浸润性腺癌。另外,可能表现为肺内实性结节的疾病有:①良性疾病:常见的良性疾病包括肺部的炎症、纤维灶、肺内淋巴结、结核、肺结节病以及肺内的良性肿瘤(如错构瘤)等。②恶性疾病:肺部恶性肿瘤,如肺癌、肺转移癌等。

5.为什么查出肺结节的患者这么多?

我们近年来常常听到周围的亲朋好友或同事查体发现肺结节,难免会产生这样的疑问:究竟是什么原因导致肺结节的患者越来越多呢?实际上,肺结节的检出率确实比较高,统计学数据显示人群肺结节的检出率大约在30%。肺结节检出率高的最主要原因是我国人民收入水平提高,近年来胸部 CT 查体已普及。因为以往胸部查体的主要手段是胸部 X 线,这种检查方式对于肺结节,尤其是 1 厘米以下的肺小结节或者磨玻璃结节不敏感,通常难以发现,而现在的胸部薄层 CT 可以发现小至 2 毫米左右的肺部结节。所以,近年来肺结节的高检出率并不是肺结节的发病率提高了,而是检查手段的进步使原来胸部 X 线无法发现的肺结节被胸部 CT 检出所导致的。

当然,肺结节亦与不良的生活环境和生活方式,如吸烟、吸二手烟、熬夜以及生活压力大有一定的关系。

6.肺结节可以预防吗?

通过前面的问题,我们指出了很多疾病都可以表现为肺结节,但是临床中最为值得警惕的就是恶性肺结节,即肺癌。目前,公认的可能导致肺癌的高危因素有:①吸烟及吸二手烟。②氡暴露。③职业暴露因素,目前明确识别的肺部致癌物质包括二氧化硅、镉、石棉、砷、铍、铬、柴油烟雾、镍、煤烟和烟尘。④合并一些肺部疾病,如慢性支气管炎、肺纤维化或肺结核,可能会增加罹患肺癌的风险。⑤遗传因素,肿瘤虽然不是遗传病,但具有家族遗传倾向,因此如果个人直系亲属有罹患肺癌,那么本人发生肺癌的风险可能要高于正常人群。

所以,针对这些因素我们应该注意:

（1）戒烟并避免吸入二手烟。

（2）生活防护,如平时遇到雾霾及严重污染天气应佩戴口罩,减少厨房油烟（炒菜时打开窗户或油烟机,炒菜结束后亦应保持油烟机继续工作 10 分钟）。

（3）注意职业防护,根据职业防范规定,佩戴防护用具。

（4）积极治疗肺部基础疾病,如肺结核、慢阻肺。

（5）适当锻炼,保持身体健康,保持积极向上的生活态度。

当然,即使做到以上几点,亦不能避免恶性肺结节的发生。为了早期发现、早期治疗,定期查体非常重要,如前所述,筛查肺结节尤其是肺小结节的最佳方法就是胸部薄层 CT,一方面其能够发现 2 毫米以上的肺结节,另一方面其能够显示肺结节的诸多细节,从而为评估结节的良恶性提供影像学依据。所以根据国内外指南,我们建议对于年龄 40 岁以上并符合如下条件的肺癌高危人群进行肺癌筛查:

（1）吸烟,吸烟指数（每天吸烟的支数×吸烟年数）≥400 年支者。

（2）被动吸烟,与吸烟者共同生活或同室工作≥20 年者。

（3）患有慢性阻塞性肺疾病者。

（4）有职业暴露史（石棉、氡、铍、铬、镉、镍、硅、煤烟和煤烟尘）大于 1 年者。

（5）有一级亲属确诊肺癌者。

如胸部 CT 无异常表现,可以每间隔 1 年继续筛查,或根据医生建议进行定期筛查。但值得注意的是,根据我们的临床经验,目前年轻患者罹患肺癌亦不十分罕见,以后对建议肺癌筛查人群的年龄可能会进一步降低。

7.查出肺结节该怎么办?

如果查体行胸部 CT 检查发现肺结节,首先不要过分焦虑或担心身体长了恶性肿瘤。目前的统计学数据表明,正常人肺结节检出率大概为 30%。而检出的肺结节 90% 以上为良性结节,仅有少数（4% 左右）为恶性结节。因此,总体而言,肺结节为恶性的可能性还是比较小的。但如果查体发现肺结节,也不能置之不理,还是应该到医院咨询医生。

8.去医院看肺结节应该挂什么科?

如前所述,可能表现为肺结节的疾病有很多,如恶性肿瘤、感染性疾病以及风湿免疫性疾病,而这些疾病的诊断及治疗又归于不同的科室。例如,如果肺结节为恶性肿瘤,那么需要于胸外科或肿瘤科就诊;如果肺结节考虑为炎症或肺结节病,那么就需要于呼吸内科就诊;如果肺结节考虑为结核病灶,那么患者可能需要去专业结核病医院就诊。看到这里可能很多读者会有疑问,肺结节可能需要就诊于这么多科室,我应该先去哪个科室挂号呢? 一般来讲,如果查体发现肺结节,首先应该就诊于胸外科,排除恶性结节或良恶性难以鉴别的结节;如果胸外科医生认为肺结节可能是病原体感染所导致或风湿免疫原因所导致的,则可能建议患者就诊于呼吸内科或风湿免疫科。

9.怎么样判断肺结节是良性还是恶性?

一般来讲,病理学诊断是明确肺结节良恶性最准确的方法,但是往往需要行穿刺才能取到病理组织,而且某些结节因为在肺内位置较深或毗邻重要组织结构,无法进行穿刺,并且由于穿刺获取的组织较少,有时无法鉴别结节的良恶性,或发生误诊,因而不易于被患者所接受。因此,目前判断肺结节良恶性的主要方法是通过影像学(主要是胸部 CT)及随访观察:一般而言,肺部的恶性结节有一些特征性的影像学表现,比如形态不规则、边界不清晰、毛刺征、胸膜凹陷征/胸膜牵拉征、含空气支气管征、血管穿行、空泡征、实性成分不均匀强化等;而良性结节则一般表现为形态较为规则,边界清晰。但并不是有以上表现的就是恶性结节,医生会综合肺结节的大小、位置及影像学特点评估其恶性可能,并根据恶性可能性的高低,将肺结节分为低危结节、中危结节及高危结节三类,从而指导患者的随访、诊断及治疗方案。

(1)低危结节:直径小于 5 毫米的纯磨玻璃样结节、实性结节,一般建议年度随访,持续 3 年。

(2)中危结节:直径 5~8 毫米的纯磨玻璃样结节、部分实性结节,直径大于 8 毫米无明显恶性 CT 征象的非实性结节,建议第 3 个月、6 个月、12 个月及 24 个月分别复查胸部 CT,随访时间不少于 3 年。如在随访过程中出现结节增长,应考虑积极处理,首选手术切除。

(3)高危结节:直径大于 8 毫米的部分实性结节,直径大于等于 15 毫米的实性结节,或是出现分叶、毛刺、胸膜牵拉等征象,发现后即考虑穿刺明确病理,并结合检测肿瘤标志物水平,或 3 个月内复查胸部 CT,如结节持续存在,应考虑积极处理,首选手术切除。

总体来说,肺结节的良恶性鉴别是一项专业且困难的工作,需要由影像科医生、胸外科医生、呼吸内科医生或肿瘤科医生来综合判断。

10.医生为什么建议我的肺结节随访观察,会耽误治疗吗?

如果我们行胸部 CT 检查发现肺结节,找医生咨询经常得到 3～6 个月复查的建议,这是为什么呢?

一方面,对于一些比较小的结节或一些良恶性难以鉴别的肺结节,随访观察是鉴别其良恶性的重要手段;另一方面,有些肺磨玻璃结节可能被临床诊断为不典型腺瘤样增生或原位腺癌,这两种均属于癌前病变,一般建议随访观察,不推荐积极干预。一般而言,如果考虑为肺部感染所致的磨玻璃结节,医生可能会建议患者正规抗感染治疗 1～2 周(亦可无需抗感染治疗),而后 1 个月后复查胸部 CT。如果在观察过程中结节密度降低、直径缩小甚至消失,则为良性病变的可能性较大;如果结节持续稳定不变化,有恶性可能亦有良性可能;如果结节不断增大,密度不断增高,则为恶性结节的可能性较大。其中,我们需要注意的是结节密度变化的重要性要大于结节直径变化的重要性。因为部分恶性结节在随访的过程中可以表现为结节直径缩小,但其密度却不断增高。

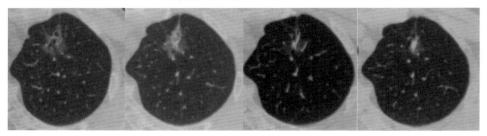

一例肺结节患者 1 年内随访观察,结节直径逐渐缩小,但密度增高,
最后术后病理证实为肺浸润性腺癌

可能有的肺结节患者会问医生,如果我的结节是恶性的,万一在随访过程中进展了怎么办,会不会延误治疗? 首先可以肯定地告诉大家,多项研究均证实,随访观察不会影响恶性肺结节患者的治疗效果。这是为什么呢? 因为医生建议随访观察的结节基本上为肺部的磨玻璃结节,肺部的磨玻璃结节如果为恶性结节,有的可以数年都无明显变化,有的肺结节患者终身都可以没有变化,即使进展一般也非常缓慢,这种肺癌恶性程度比较低,因此随访并不会影响治疗效果。

11.对磨玻璃结节进行复查时,可能会出现几种情况?

对磨玻璃结节进行复查时,可能会出现以下几种情况:

(1)复查时结节消失了。这种情况并不少见,多数是炎症性的结节,通过抗炎治疗,增加了免疫力,使结节被吸收,甚至有些结节不采取任何的措施也能消散。

(2)复查中长期保持稳定。没有变化的结节是比较常见的,比较小的结节只要体积没有增大,密度没有增加,形态没有改变,那就不急于去治疗,但是像这种长期稳定的结节,很多人有焦虑的心理,这种心理需要慢慢地克服。

(3)复查当中有进展的结节。这通常表现为密度增加了,或者是实性成分增多了、体积增大了。这就要根据医生的建议,及时地进行相关的干预治疗,如进行手术,这样才能达到很好的治疗效果。

12.肺纤维灶是什么?

我们经常在 CT 报告中看到双肺多发高密度小结节,考虑纤维灶或硬结灶。那么肺纤维灶究竟是怎么回事呢? 一般来讲,肺纤维灶多数是由于肺部局部组织发生感染后自然愈合形成的纤维化瘢痕,类似于我们身体外伤后愈合形成的瘢痕。由于其内为纤维瘢痕组织,密度显著高于正常肺组织,所以 CT 表现为高密度小结节。因此,如果查体行胸部 CT 检查发现肺内纤维灶,一般无需担心,只需按时正常查体即可。

13.双肺多发结节是转移吗?

我们有时会在胸部 CT 报告上看到双肺多发结节这样的描述,那么双肺多发结节是怎么回事呢?

一般而言,如果没有恶性肿瘤病史,尤其是没有分期较晚的恶性肿瘤,查体行胸部 CT 检查发现双肺多发的小实性结节,多数为肺内的硬结灶或纤维灶,无需处理。如果伴有肺内或肺外的恶性肿瘤病史,尤其是分期较晚的恶性肿瘤,定期复查过程中发现了新发的双肺类圆形的实性结节,则需要警惕肺转移癌的可能。如果伴有发热、夜间盗汗等症状,检查发现双肺多发实性结节则可能为肺结节病或粟粒样肺结核等免疫性疾病或感染性疾病。

如果查体发现双肺多发磨玻璃结节,那么有可能是肺内感染或肺内多发局灶性肺纤维化;当然也有可能是肺内多发的早期肺癌,医学上称"多源发肺癌",

即肺同期内发生了多处肿瘤,而并非是肺内的某个肿瘤转移到了肺内的多个部位。统计学数据显示,胸部 CT 发现肺内磨玻璃结节的患者中约有 20％的患者为多发肺磨玻璃结节。

14.肺结节怎么治疗?

如果肺结节诊断考虑为良性,则一般无需处理;若诊断考虑为癌前病变,如不典型腺瘤样增生或原位腺癌,则可考虑定期随访复查,无需积极干预,如果患者因此过分焦虑以至于影响正常生活,则亦可考虑干预;若诊断考虑为恶性,则需要积极干预。

目前,肺结节的主要治疗手段为手术治疗。一般而言,若肺结节考虑为恶性,基本上为早期肺癌,如患者心肺等重要脏器功能良好,无重大基础疾病,身体条件可耐受手术,一般首选手术治疗。手术方式基本以胸腔镜微创手术治疗为主,根据结节的大小、位置、密度并结合患者的具体情况,可以选择局部切除、肺段切除或肺叶切除等术式。如患者身体条件无法耐受手术,或不愿接受手术治疗,可以选择射频消融或三维立体定向放疗等其他非手术手段。

15.双肺多发结节怎么治疗? 能够一次手术全部切除吗?

目前,临床上肺多发结节并不少见,需要手术处理的多发肺结节与单发肺结节患者在手术治疗上原则略有不同,多发肺结节手术相较于单发肺结节更加需要个体化设计。对于多发的肺结节,胸外科医生需要评估所有结节的性质、位置等,以确定哪些结节需要进行手术切除,从而规划最为适宜的手术方案。一般来说,如果需要切除的多个肺结节位于同一侧,则一次手术全部切除不至于损失太多的肺组织而影响术后恢复;如果需要切除的多个结节分别位于两侧肺,那么要根据患者的身体情况建议同期或分期手术治疗。还有部分患者在手术切除主要的肺结节后由于切除的肺组织比较多,无法耐受手术切除其他剩余需要干预的肺结节。对于这种情况,胸外科医生可能会建议患者对剩余需要干预的肺结节采取非手术处理方法,如前文提到的射频消融或三维立体定向放疗。

16.查体发现了肺结节,是否需要服药?

在门诊上经常会遇到一些患者,查体发现了肺结节,在医生建议随访观察之后,会问一句:"大夫,我这种结节是否需要吃消炎药?"肺结节在观察期间是否需要服用药物,要根据肺结节的性质来定,如果是炎症的可能性大,就可以考虑适当服用抗生素;或者患者有咳嗽、发烧、咳痰的症状,同时发现了肺结节,这个时候也可以适当考虑经验性地使用抗生素治疗。其他的情况,一般是不推荐患者服用抗生素的。另外,还有一部分患者在门诊上咨询:"大夫,我长了肺结节,能吃点中药吗?"对于中药在肺结节治疗中的作用,现在还不明确,一般不推荐使用。若患者在手术之后需要服用中药调理,则可以根据医嘱服用。

17.查出肺结节就焦虑该怎么办?

据相关资料推算,目前我国大约有一亿两千万的肺结节患者,在肺结节的患者当中,伴随着不同程度的焦虑,出现抑郁的人群占比超过 60%。肺结节是一种具有高检出率、高发生率的病变,虽然恶性的比例低,但是很多人查出结节之后,很容易把肺结节和肺癌联系到一起,加上一些错误信息的误导,很容易给自己造成心理负担。查出肺结节后,以下三件事不建议做:①上网去乱搜乱查:很多人会把网上查到的东西往自己身上套,去对号入座,网上很多信息并不正确,很容易产生误导。②过度治疗:很多人查出肺结节就觉得身上像装了定时炸弹,也不管结节的性质,就想直接手术,但盲目进行手术会对身体造成更大的伤害。③不要听信所谓的散结节偏方:随便听信一些偏方可能会耽误治疗,长期吃药只会时刻提醒自己是个患者,也会让焦虑感越来越严重。希望大家都能够理性地看待肺结节,正确认识病情,早日恢复身体健康。

18.对于增强 CT、PET-CT、低剂量 CT、普通 CT,复查时应该怎么选?

发现肺部小结节以后,医生都会建议定期复查,通过定期动态地观察结节变化来判断结节性质,这样就会避免过度诊断、过度治疗带来的不必要损失。因此,在复查的过程中,患者应该选择哪种 CT 呢?患者做复查时,尤其是复查肺部几毫米的小结节时,只要做普通 CT 就可以了,不建议做增强 CT、PET-CT;至于低剂量 CT,由于它的分辨率比较低,所以也不建议做低剂量 CT,薄层扫描是最合适的。

19.明明有肺结节,为什么第一次查不出来?

很多患者都是经过体检或者是进行胸部 CT 检查时,发现肺结节的存在。这时,有些患者就把他好几年前的胸片或者胸部 CT 调出来,仔细辨认,发现这个结节好几年前就存在了,为什么存在这么长时间都没发现呢?其实这是因为现在的检查设备先进了，分辨率更高了，以前可能都是比较厚层的CT，而现在采用的是一毫米左右的薄层CT，所以分辨率非常高，两三毫米的结节都能被准确地发现。这也说明，其实并不是肺结节发病率变高了，而是发现率更高了。

20.不吸烟、不做饭，为什么会出现肺部小结节？

不吸烟、不做饭，为什么还会得肺结节？其实，目前肺结节形成的原因并不十分清楚，很多原因都和肺结节的形成有关，吸烟和做饭仅仅是因素之一，并不是全部，如果有其他的致病因素存在，也可能形成肺结节。

21.肺结节到底有没有明显症状？

一些患者体检筛查出肺部小结节后，出现咳嗽、咳痰，甚至有胸闷、气短等症状，就认为是肺部小结节引起的，担心是病情进展。其实，这是一个误区，肺结节本身没有任何明显的症状，只有在支气管后才会引起咳嗽、咳痰等症状，但肺部小结节的体积小，一般不会影响到支气管。

22.肺结节复查时，直径总在变化，该怎么办？

体检发现肺结节后，很多人都会接受医生的建议，进行随访观察。有的间隔3个月、有的间隔6个月，也有的间隔1年等。在多次复查的CT报告中，很多人都会发现，每一次报告中结节的直径并不是一样的，如第一次为5.5毫米，第二次变成了6.0毫米，第三次可能又变成了5.8毫米。这真的是结节的大小发生了变化吗？

情况一：直径变化在2毫米以内，无论是增大或者缩小，基本上不是结节本身大小发生了变化，而是由于测量误差导致的变化。

这是因为，肺结节从表面上看是一个平面图形，实际上它在肺内是一个三维立体的形状。最重要的是，肺结节不是一个标准的球体，而是一个不规则的形状，就像一个土豆。所以，从不同角度测量肺结节，直径都会不同。另外，若复查的医院不同，测量的医师不同，也会造成直径的差别。

情况二：较短时间内（几个月），结节的直径发生了明显的变化，直径增大或者缩小超过2毫米。这种情况，尤其是结节直径缩小超过2毫米时，通常证明是良性的炎症。另外，结节在较短时间内，增大超过2毫米，极少见于高度恶性肿瘤。

情况三：较长时间内（几年），结节的直径发生了明显的变化，直径增大或者缩小超过2毫米。

如果肺结节缩小超过 2 毫米,那么基本排除了恶性肿瘤的可能。但如果肺结节增大超过 2 毫米,就要十分警惕了,因为绝大部分恶性肿瘤早期就是缓慢增大的。若肺结节直径超过了 8 毫米,则需要咨询外科医生,看看是否需要手术切除。

总体来说,肺结节在复查过程中,2 毫米以内的直径变化范围通常都是由于测量误差引起的,而不是结节大小真的发生了变化。在任何时候,如果复查显示结节缩小了,一般都是好消息。如果结节在较短时间内明显长大,大多数情况下是炎症,极少数情况是高度恶性的肿瘤;如果是在较长时间内有明显的增大,那就要高度警惕,需及时咨询医生,判断肺结节的性质。

23.肺结节有必要做 PET-CT 来判断良恶性吗?

PET-CT 是将 PET 扫描仪和螺旋 CT 设备结合在一起形成的功能显像仪器,在肿瘤诊断方面的作用尤其突出。PET-CT 之所以在肿瘤诊断中有优势,是因为恶性肿瘤细胞代谢率比较高,当带有放射性核素标记的葡萄糖进入体内,会在高代谢区域聚集,形成放射性异常浓聚,从而便于判断出病变部位。肺结节令很多人苦恼,尤其是那些一时不能判断性质的磨玻璃结节,开刀后若检查为良性,则白挨一刀;随访观察又感觉体内有个定时炸弹,让很多患者焦虑不安。于是有些人想到进行 PET-CT 检查,那 PET-CT 对肺结节患者到底有没有帮助呢?事实上,一些低度恶性的肿瘤或微小病灶氟代脱氧葡萄糖(FDG)代谢增高并不明显,PET-CT 有可能发现不了这些肿瘤或病灶,这就是假阴性。对于纯磨玻璃结节,即便是恶性的,大多数为贴壁生长的细胞,这类细胞呈惰性生长,代谢率很低,在 PET-CT 上几乎没有 FDG 的摄取。因此,对于小的纯磨玻璃结节,PET-CT 没有诊断价值,而对于 8~10 毫米的部分实性磨玻璃结节(即混合磨玻璃结节),在进行创伤性的检查前可以进行 PET-CT 检查。美国胸科医师学会肺部结节评估指南提出,对于大于 8 毫米的部分实性结节,第三个月复查 CT,如果持续存在,可进一步行 PET-CT 检查、非手术活检或手术切除。由此可见,肺结节需不需要做 PET-CT 是有要求和标准的,8 毫米以下的肺结节做 PET-CT 价值不大,还得承受较大的辐射风险,得不偿失。

24.吸烟对肺结节有影响吗?

吸烟对肺结节是会造成影响的,肺结节患者最好不要吸烟。肺结节的形成多跟慢性炎症反应有关,烟中含有大量的化学物质,这些化学物质进入呼吸系统后会对肺组织造成一定的刺激,可能会导致肺结节恶变。吸烟者一定要注意及时戒烟,减轻烟草对肺组织的刺激。患者平时最好不要长时间待在灰尘、烟雾含量过高的环境中,室内可以放空气净化器,以去除空气中的微小有害物质,降低肺结节疾病的发生率,维持正常的呼吸功能。

25.怎么做肺结节手术?

临床上将小于 3 厘米的肺部的占位性病变称为肺结节。在临床分期上,尤其是肿瘤的 TNM 分期上,肺结节的分期都为 T1,但是小于 1 厘米的肺结节称为 T1a,1～2 厘米称为 T1b,2～3 厘米称为 T1c,所以都是肺结节,但是也是有大小之分的。另外,肺结节还要看发生的部位,有偏外带的、有偏中叶的,还有贴近肺门的,这就造成了手术可以是楔形切除、肺段切除或联合肺段切除以及肺叶切除,极个别的还会有全肺切除。楔形切除往往比较小,其次是肺段或联合肺段,再次是肺叶切除,这些手术会影响人的肺功能,但不会影响人的正常生理功能。如果是一侧全肺切除,则对人的生理功能影响很大。如果进行了全肺切除,患者基本会丧失重体力劳动和体育运动的能力。目前,肺结节手术基本都是用胸腔镜完成,需要全麻,所以肺结节切除手术不算是太小的手术,但是属于常规手术。

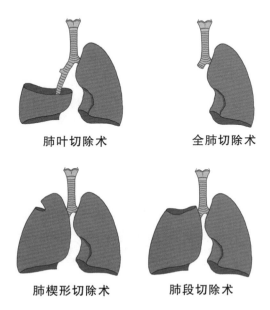

肺叶切除术 全肺切除术

肺楔形切除术 肺段切除术

26.胸腔镜手术适用于哪些情况?

相对于传统手术,胸腔镜手术(简称"VATS")的优点显而易见——切口小、术后疼痛轻、并发症少。不过,与开胸手术相比,胸腔镜微创手术需要专门的设备,手术中往往需要使用多个一次性吻合器,会增加手术费用。

2012 年发表的一项研究结果表明,相对于常规开胸手术,胸腔镜手术术后疼痛更轻微,术后并发症如持续漏气、肺炎、肾衰竭发生率明显降低,住院时间明显缩短。这一结果也得到其他研究支持。如今,胸腔镜手术已广泛应用于早期肺癌手术,也逐渐应用于局部晚期肺肿瘤的切除术中。它的适用范围非常广泛,目前主要包括早中期(Ⅰ期、Ⅱ期及部分Ⅲ期)肺癌(肿瘤直径一般不大于7 厘米),没有淋巴结转移或只有肺门淋巴结转移的肺癌。如果纵隔淋巴结有肿大或术前怀疑有转移,并非绝对不能用胸腔镜手术,但需要术前行纵隔镜检查。若患者肺功能较好,即一秒用力呼气量(FEV_1)或一氧化碳弥散量(DLCO)大于预测值的 30%,术前没做过放疗,没有严重胸腔粘连,也可以行胸腔镜手术。

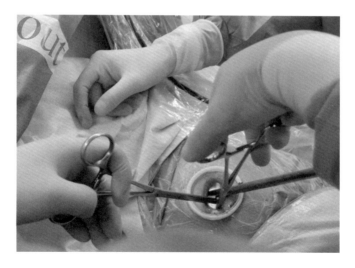

27.哪些情况不能做胸腔镜手术?

胸腔镜手术曾经有很多禁忌证,但随着医生经验的积累和技术提高,它的适用范围逐渐拓宽。目前,不能接受胸腔镜手术的情况包括:①有某些全身疾病,如近期发生心肌梗死和严重的凝血病等。②不能耐受单肺通气。③严重胸腔粘连,以致胸腔镜手术下难以操作,或难以达到与开胸手术相同的效果。④复杂支气管、肺动脉重建等。

还有一种特殊情况叫"中转开胸",即原计划实施胸腔镜手术,但术中改为开胸手术。据报道,胸腔镜肺叶切除术中转开胸手术的比例为2%～23%,进展期肺癌患者中转率较高。原因可分为四类:①术中并发症,如血管损伤导致的出血。②技术原因,如器械或切割缝合器故障、手术无法完成或视野不佳。③解剖问题,如肺裂较厚或缺失、胸壁侵犯、弥漫性胸膜粘连以及肿瘤过大无法从小切口取出。④肿瘤原因,术中发现肿瘤侵犯纵隔淋巴结、大动脉、壁层胸膜,或肿瘤没切干净而需进一步切除。据文献报道,同完全胸腔镜手术相比,中转开胸术后,并发症发生率和死亡率并没有比计划开胸更高。

28.肺结节手术需要多长时间?

肺结节手术时间取决于结节病理类型、大小和位置,因为医生会根据结节特征决定具体手术方式:①如果是良性结节,只需局部切除。良性结节位置较浅,采用肺楔形切除,手术时间小于1小时。②位置如果较深,为肺深部,需要肺段切除或者联合肺段切除,手术时间稍长,需要2～3小时。③如果是恶性结节,医生会根据具体情况选择肺叶切除或者亚肺叶切除的手术方式,亚肺叶切除又包括肺楔形切除和肺段切除两种术式。术中必须进行纵隔淋巴结清扫或纵隔淋巴结采样术,因为手术范围比较广,所以需要时间比较长,一般为2～3小时。

29.肺结节手术有危害吗?

一般,肺结节手术采用电视胸腔镜微创手术。与以往手术比,微创手术对患者的影响会更小,患者恢复得更快。医生会尽量将并发症或不良反应控制到最低,但实际上目前的医学技术没办法做到100%安全。据统计,微创肺手术术后并发症或术后不良反应在5%,甚至1%以下。对这种较大的手术而言,这样的并发症概率算是较低的。微创肺手术的安全性相对较高,同时治愈率也较高,所以从该角度上讲,微创肺手术比较安全。

但是也不能说没有任何危害,毕竟患者做完手术后可能会出现咳嗽、胸闷、气短,甚至5～10天内有可能会出现各种各样的并发症。

30.穿刺检查可以在术前确诊肺结节的良恶性吗?

穿刺检查只可以作出肯定性诊断,不能作出否定性的诊断。意思就是,如果穿刺到了癌细胞,那就能确定这个病灶是肺癌;但是如果没有穿刺到癌细胞,也不能确定这个结节就是良性的。这是因为,即使一个结节是肿瘤,那也不是所有的成分都是癌细胞,反而可能大部分成分都是正常的细胞。这就好比一个苹果,虽然这个苹果坏掉了,但是这个苹果也是只有部分果肉坏掉,其余果肉还是正常的。肿瘤病灶也是这样,可能部分组织细胞已经癌变,但是其余部分则是正常的组织细胞。

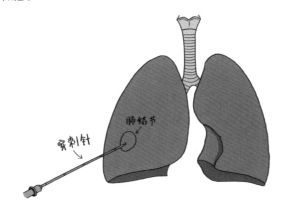

31.肺结节穿刺的诊断准确率一般为多少呢?

2019 年,美国学者发表了一篇有关 86 例磨玻璃结节穿刺结果的研究。结果表明,根据穿刺结果诊断结节良恶性的准确率为 90% 左右。所以,肺结节穿刺诊断良恶性的准确率还是比较高的,但是把恶性病灶误诊断为良性的可能性也是存在的。

32.穿刺结果能够告诉我们肺腺癌的浸润程度吗?

目前,穿刺很难做到诊断肺腺癌的浸润程度,只能在显微镜下观察整个结节的组织学情况才能进行诊断。区分微浸润腺癌和浸润性腺癌就是观察病灶里面的浸润性成分有没有超过 5 毫米,如果超过 5 毫米就属于浸润性腺癌。但由于穿刺针很细,穿刺出来的浸润灶肯定小于 5 毫米,那么分期诊断就可能错误。

33.患有肺结节,是进行消融好,还是手术好?

就目前来说,肺结节已成为胸外科临床常见疾病之一,很多人经过检查发现自己有肺结节,首先会想到手术治疗,不过还有一种射频消融的手段,也可以纳入患者的考虑。

射频消融就是将射频能量从体外通过某种途径投射到体内病灶中,使这些病灶温度上升并被"烫死"的过程。射频消融术是比较成熟的技术,可以用于治疗多种疾病,效果好、并发症少。如果患者身体不好,病灶位置比较差,不能耐受麻醉,或者不想进行手术,可以考虑进行射频消融术。但如果是首次发现肺结节,并且肺结节相对来说比较孤立,有机会进行手术治疗,患者的身体状况也能够耐受手术,这种情况下,还是主张首选手术切除治疗。

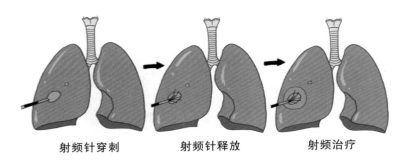

射频针穿刺　　　　射频针释放　　　　射频治疗

34.1 厘米的肺磨玻璃结节需要开刀吗?

1 厘米的肺磨玻璃结节不一定要开刀,首先要考虑磨玻璃结节的位置、大小、密度、边缘和内部情况,以及有无吸烟史及家族肿瘤史等。患者可以进行肿瘤标记物的检查,如胃泌素释放肽前体、神经特异性烯醇化酶、癌胚抗原、鳞状细胞癌抗原等。如果患者的年龄较小,可以考虑手术治疗。根据医生判断,对于中低危的肺结节可以先进行随访观察,每 3 个月影像随访,如无变化的话,可年度常规随访,如出现结节进展,则为高危肺结节,可选择后续手术等治疗。高危肺结节不建议随访观察,需考虑非手术活检和手术切除,如非手术活检的病理结节显示为恶性,此时应考虑积极的手术治疗及其他的辅助治疗。如活检未见明显异常,建议患者继续规律复查,监测结节的状态,在发生改变的时候可以及时发现。早期肺结节不等同于肺癌,所以应该根据结节的性质、位置、形态等对结节进行高危及中低危风险的分类,再行下一步的诊疗。

35.肺部手术前要做哪些评估？

肺部手术前应该提前进行评估，第一个就是心理的评估和疏导，这是很多人可能会忽略的方面。手术前，有的患者是非常焦虑的，那么医生会给他做一些相关的心理疏导，尽可能地打消患者对于手术的顾虑。第二是术前评估，如心肺功能评估，就是评估这个患者有没有心脏病、高血压，或者有没有脑卒中的病史，会不会增加手术的风险。第三是影像学评估，包括进行头颅、胸部CT，还有腹部B超，因为这是肺癌常见的转移部位，所以术前会对这几个部位进行一个常规的筛查，看患者有没有远处转移，如果有远处转移，并且分期是晚期的患者，我们就不再选择手术治疗，而是考虑保守治疗。另外，就是抽血化验，包括血常规、肝肾功、凝血项目、肿瘤标志物等一系列检查，了解患者有没有术前感染的情况，有没有肝功能、肾功能不全，可能还会进行便常规、尿常规的检查，以确定患者是否存在消化道出血、血尿等问题。

36.肺结节术前需要做哪些检查？

在肺结节手术前，患者常需要进行以下几方面检查：

（1）一般检查：如体温、血压、脉搏。

（2）实验室检查：是指进行血常规和血液生化全项检查，包括肝功能、肾功能和凝血功能检查。

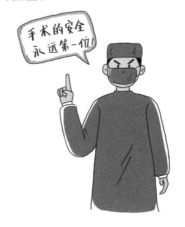

（3）心功能检测：常采用心电图的方式检查，对于年龄超过60岁的患者，建议增加心脏彩超的检查。

（4）影像学检查：若检查肺结节的性质和成分占比，建议患者进行胸部增强CT扫描；若对腹腔的脏器进行检查，建议做肝脏、胰腺、胆囊、脾脏、肾脏、肾上腺的超声检查，以排除有无相应的恶性肿瘤转移以及其他病变。

37.肺结节术前需要做什么？

（1）呼吸训练：患者取坐位或半卧位，全身放松，深深吸气，然后缓慢将气呼出。每天早、午、晚连续做30～50次，可以增加肺通气量。

（2）有效咳嗽：患者取坐位或半卧位，肩放松、上身前倾，深呼吸 2～3 次后尽可能深吸一口气，屏住呼吸 1～2 秒，将嘴与喉咙同时打开，用胸腹的力做最大咳嗽，咳嗽的声音从胸部震动而出。需要指出的是，术后有效咳嗽是不会影响伤口愈合的，为减轻咳嗽时牵拉伤口引起疼痛，可用手或枕头按压伤口。

（3）戒烟酒：戒烟至少两周。

（4）心理准备：

①做好自我调整，可与亲友聊天，将紧张情绪降至最低。

②开胸手术一般采用后外侧切口，切口长，术中会撑断肋骨，术后咳痰时胸管的刺激也会引起强烈痛感。虽然有多种止痛方法，但想做到术后无痛感是不可能的，所以患者应该在术前做好承受疼痛的心理准备。

③开胸手术会破坏胸腔内负压，术后肺的复张需要患者的努力，咳嗽排痰是必要的手段，患者应该树立自我锻炼促进康复的意识。

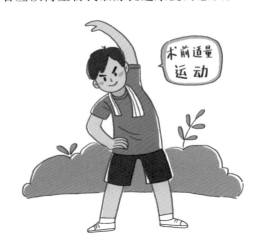

38.肺结节手术有哪些风险？

肺结节手术风险和其他肺部手术风险基本相同，主要风险包括感染、出血、支气管胸膜瘘、呼吸功能不全等，具体可分为手术带来的并发症和全身性并发症。而肺叶切除并发症包括术后早期出血、术后气胸、术后胸腔积液、胸腔感染、支气管胸膜瘘等，支气管残端没有一期愈合出现支气管胸膜瘘或肺部感染、肺炎、肺不张等情况。患者若合并基础疾病，如糖尿病、冠心病、脑梗死等，也会加大手术期间的风险。术后患者需积极咳嗽、咳痰，以免肺炎、肺不张等并发症发生，还需早期下地活动，以免形成下肢静脉血栓。

39.我血压高能做手术吗?

高血压者,要积极进行稳定血压的治疗,若控制稳定,可以行手术。高血压者,有些人多口服阿司匹林等抗血小板药物,术前要停止一周,以避免手术区出现渗血。若血压控制不良,手术时除了术区容易出血外,还容易发生心脑血管意外。术前患者容易紧张,可能引起短暂的血压升高,可以在术前使用镇静药物,以及口服短效的降压药物。当然,麻醉后患者血压也会逐渐下降。

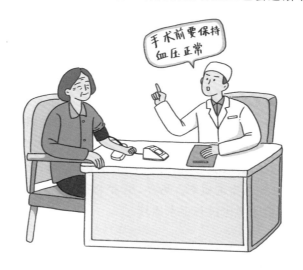

40.我有糖尿病能做肺结节手术吗?

其实糖尿病患者可以做任何手术,没有什么禁忌,但前提是需要把血糖控制好。在控制好血糖的前提条件下,糖尿病患者都可以做手术。一般来说,手术前糖尿病患者的治疗方法一般需要改变,大部分需要进行胰岛素治疗。对于肺结节患者来说,血糖控制到正常或正常稍高后就可以进行手术了。

41.我有冠心病能做肺结节手术吗?

没有症状的轻微冠心病患者,因为血管是轻度狭窄,一般不会影响结节手术,是可以进行手术治疗的。对于严重冠心病甚至心梗患者,因为冠状动脉血管狭窄比较重,所以不能进行手术治疗。早期肺癌适合手术切除且可以改善患者的预后,延长生存率,此种患者如果有冠心病,应该行冠状动脉血管的检查,狭窄是轻度的患者可以手术,如果狭窄重又需要进行肺癌手术,应该由多科室及冠脉的科室共同决定手术的方案,优先选择处理冠状动脉再进行肺结节手术。

42.我有脑梗能做肺结节手术吗?

急性期的脑梗死患者是不能做肺结节手术的,因为这是手术治疗的绝对禁忌证。患者应该先治疗脑梗死,病情稳定后,再详细评估是否能够进行外科手术。

如果是半年以上的陈旧性脑梗死患者,也需要请医生详细评估病情。如果患者脑部的梗死病灶已经完全稳定,而且血压控制在合理的范围内,是可以考虑进行外科手术治疗的。在进行肺癌外科手术治疗之前,医生需要详细评估患者的实际情况能否耐受大手术治疗。

43.我感冒了能手术吗?

感冒的时候最好不要做手术。感冒是由病毒或者细菌感染引起的上呼吸道炎症,常会出现畏寒、发热、咳嗽、咳痰、鼻塞、流涕、喉咙痛等症状,感冒的时候患者身体抵抗力会下降,这个时候最好不要做手术。

如果进行手术,特别是比较大型的手术,容易出现术后感染,特别是患者感冒的时候,更加增加了感染的概率。另外,患者术后的恢复时间也会延长,最好是等感冒症状好转后才考虑进行手术治疗。

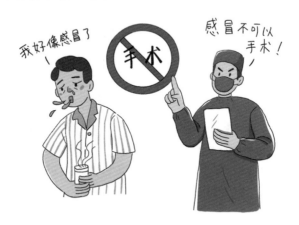

44.来月经了能做肺结节手术吗?

女性在来月经期间最好不要进行肺结节手术。在月经期间,女性体内激素水平的改变会影响肝脏的功能和肝脏分泌酶,会出现凝血功能的异常。如果这时做手术,会引起手术野出血量增多,导致女性出现失血性贫血。另外,如果手术野出血增加,会影响手术的视野。此外,女性在月经期间抵抗力较差,可能会诱发创面的感染或者是手术切口的感染,从而影响手术切口的愈合以及创面的愈合。所以,女性如果做肺结节手术,最好是避开月经期。

45.夏天做手术容易感染吗?

夏天做手术时只要保持切口敷料干燥,就不容易感染。手术后切口感染的高危因素主要有以下几个:①肥胖症:肥胖症患者脂肪组织较厚,血运差,易发生液化,影响切口愈合。②切口的大小:胸腔镜微创手术较开胸手术切口小,术后切口感染发生率也低。③营养状况:营养不良、蛋白含量低的患者,切口愈合也慢。④具体病情:脏器感染较重的患者易引发细菌移位,从而使发生切口感染的概率升高。⑤合并症:合并糖尿病,血糖控制欠佳的患者,易发生切口感染。

46.发烧了能做肺结节手术吗?

发烧有可能是细菌和病毒感染入侵所引起的一种现象,在这个阶段进行手术可能导致术后感染,也会增加手术危险性,所以在做手术之前应该先治疗发烧,当然也有例外的情况,如中心型肺癌引起的远端阻塞性肺炎,会导致发烧,而且往往抗感染治疗效果较差,这种情况如果能够判定发烧是由阻塞性肺炎引起的,可以进行手术,一般这种情况术后发烧就会好转。

47.肺结节手术是全麻吗?

肺结节手术一般需进行全麻。部分医院保留患者自主呼吸行肺部手术,即应用基础静脉用药,在患者自行呼吸下进行手术。但只有部分病例存在适应条件,大部分医院会在全麻下进行手术,其为较安全的麻醉方式,可保证患者整个手术过程中各项身体机能稳定。局麻性手术在肺手术中安全性较低。

48.全麻手术是什么感觉?

当麻醉药物经呼吸道或静脉进入患者身体后,它会产生中枢神经系统抑制的作用,其表现就是神志消失,全身各种深浅感觉、痛觉消失,反射被抑制,肌肉也都会相应松弛。所以,术前对患者进行成功的麻醉后,患者无任何感觉。全麻现在是较常应用于胸部手术的麻醉,特别是在病情复杂、手术范围大或时间长的手术中应用。全麻可以提高手术的安全性,充分地供氧,保证患者的通气,维持患者的呼吸功能。但是全麻术后，患者会因为长时间的麻醉、应用药物而留有后遗症，如清醒后上呼吸道不舒服，表现为麻醉后刚清醒，患者的主观意识比较抗拒，会乱动等情况。

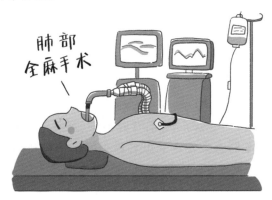

49.全麻手术有后遗症吗？

全麻的并发症一般有低血压、心动过缓。若有气管插管，患者麻醉醒后有一段时间会有喉咙痛，还会声音嘶哑。严重时，气管插管还会导致环杓关节脱位，导致患者的声音长时间嘶哑，比较难恢复。还有的患者麻醉醒了以后会有头痛、头晕，甚至有的患者会有精神障碍、意识障碍，这就是术后认知功能障碍。老年人容易发生术后谵妄。另外，有的患者会有性格、行为的改变，这个是比较麻烦的。

50.手术前能吸烟吗？

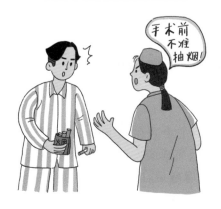

手术前绝对不能吸烟，有吸烟史的患者手术前需要戒烟两周，原因主要有以下两点：①吸烟会导致气道分泌物增多，气道分泌物增多会引起呼吸道感染甚至坠积性肺炎，严重时甚至会危及患者的生命。②香烟含有烟碱类的物质，可以刺激毛细血管引起收缩，从而影响手术部位的血液供应，尤其是手术伤口或手术部位的血液供应。手术部位血液供应不佳必然导致手术部位以及手术切口的愈合不良，严重时甚至会引起细菌感染，所以手术前不能吸烟。

51.手术前可以喝酒吗?

手术前通常是不能饮酒的。因为肺结节手术要在全麻下完成,如果长期或大量饮酒,就会导致患者对麻醉药物产生耐受性,这就使按照常规量给予患者麻药之后,其可能还会感到疼痛。另外,长期大量饮酒对肝脏有损害,肝脏是代谢药物的重要器官,但是如果长期喝酒会发生肝硬化,或者肝功能下降,就会导致麻醉药物在体内蓄积,从而使手术后患者麻醉清醒的时间推迟,因此在手术前不能喝酒。

52.肺结节手术当天能吃饭吗?

全麻前患者的胃需排空,所以应禁食至少 6 小时,禁水至少 2 小时,禁食和禁水时间越长效果越好。若患者胃腔内存在食物或水,在注射麻药后可能会出现反流误吸而导致肺部感染。食物或消化液进入气管属于较危险的情况,所以患者在肺结节手术前应避免进食、进水。如患者手术时间较晚,一早可以适量进食流质饮食,如稀粥。虽然禁食、禁水,但也不用担心会能量不足,一般在术前禁食的情况下,医生

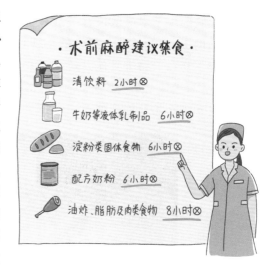

都会通过静脉输注液体保证患者的能量供给。

53.肺切除手术需要灌肠吗?

不需要。涉及胃肠道手术者,如结肠、直肠手术通常需要进行充分的胃肠道准备,酌情在术前及手术当天清晨进行清洁灌肠,以确保手术中视野的清晰,以及减少术后并发感染的概率。而肺部的手术因不涉及消化道,通常无需灌肠。但是如果患者既往有胃肠道疾病,如长期便秘、近期排便不佳,也可以进行术前灌肠,减少术后肠道负担。

54.肺手术需要几个切口?

肺切除的手术方式多种多样,目前常用的手术方法包括传统的开胸直视手术、胸腔镜辅助和机器人辅助胸腔镜肺切除术。根据肺病变的情况,医生会选择不同的手术方式。

开胸手术一般有一个较长的手术切口,传统的标准开胸手术切口会自前向后切开半侧胸腔,甚至切除一根肋骨,现今一些复杂的手术还在沿用此切口。现在大部分开胸手术切口长 12~20 厘米,不需切除肋骨。另外,开胸手术可能还会有 1~2 个长约 1 厘米的引流管切口。

近年来,随着医疗技术的发展,胸腔镜手术已经成为肺切除手术的主流术式。单孔胸腔镜手术一般仅有一条长 3~5 厘米的肋间切口,非单孔胸腔镜手术只需辅助 1~2 个长约 1 厘米的小切口即可完成手术。另外,胸腔镜手术还有经剑突下切口入路等其他方式。医生会根据具体情况选择手术方式,保证手术安全、手术质量是第一要务,手术创伤的大小更多在于对内脏器官的保护,切口的数量和大小不是固定的。

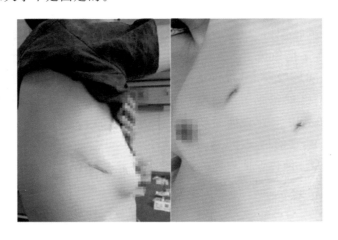

55.医生告诉我手术要切肺叶,但我不想切肺叶行不行?

许多患者希望手术中尽可能地减少切除范围,当然医生也是这么希望的,但是医生更要根据病情的具体情况进行合适的选择。目前,大部分肺癌的手术方式首选解剖性肺叶切除,但根据肿瘤本身及患者耐受性等因素,又有扩大切除及亚肺叶切除等手术方式。亚肺叶切除是指切除范围小于一个肺叶的术式,包括肺楔形切除术及肺段切除术。亚肺叶切除术的优点是创伤小，对肺功能影响小，那什么样的情况适用亚肺叶切除术呢？一方面是患者因素，有些患者年龄较大，或者是心肺功能较差，无法耐受肺叶切除，只能妥协性选择做亚肺叶切除。另一方面就是肺结节本身的因素，可能良性或早癌的结节在病灶位置适宜的情况下，可以考虑做亚肺叶切除。

56.肺多发结节，能一次性切干净吗？

肺多发结节的情况并不罕见，但是大部分肺结节可能是良性的，有些患者如果想把肺结节全部切掉，那肺恐怕也就所剩无几，就得不偿失了。一般结节体积较大（如1.0厘米以上），影像上显示恶性可能较大的结节称为主病灶；体积较小（如0.4厘米），恶性可能较小的结节称为次要病灶。在治疗时一定要切除的是主病灶。当然，主病灶也可能不止一个，若是病灶都在同一侧，医生会尽可能地一次切完；如果双侧都有，也可以考虑分两次手术完成。而那些次要病灶且位置适宜的，也可一并手术切除，但对于恶性概率小且位置不佳（切除损失肺组织较多）的次要病灶，可以采用局部放疗或消融治疗，或定期复查，密切随访。

57.做肺切除手术需要多长时间？ 不一样的患者手术时间有区别吗？

现在做肺结节手术大多以胸腔镜手术为主，胸腔镜手术是当前胸外科最常用的微创手术治疗方式。胸腔镜微创手术具体需要多长时间，一般要根据手术方式和难度而定。大多数情况下，手术会在2～3小时内完成。相对简单的肺楔形切除，解剖变异少、肺裂发育好的肺叶切除等，手术时间在1小时之内。复杂的肺段、肺叶切除和合并胸膜腔粘连闭锁等情况下，手术的时间就会延长。另外，患者在手术室内的时间和手术时间并不一样，手术前的准备时间加手术后的麻醉苏醒时间可能比手术时间还长。

58.手术后多长时间可以进食？ 饮食有什么注意事项？

做完手术以后能不能喝水、吃东西，要根据手术情况而定。例如肺结节、纵隔肿瘤、气胸手术，对消化道影响不大，术后6小时后患者即可进食流质饮食，如水、米汤、牛奶等，12小时后可恢复普通饮食，但要避免烟酒，以及刺激、油炸不宜消化的食物。术后尽早补足能量，吃低脂高蛋白饮食是比较适宜的。如果患者术后出现淋巴渗液多、乳糜胸等特殊情况，请遵医嘱，可能需要低脂饮食,或短期禁食。患者术后的日常生活中要注意营养合理,食物尽量做到多样化,多吃富含高蛋白、多维生素、低动物脂肪、易消化的食物,以及新鲜水果、蔬菜,少吃熏、烤、腌泡、油炸、过咸的食品,主食注意粗细粮搭配,以保证营养均衡。

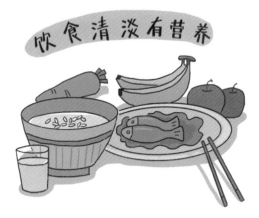

59.为什么医生要求术后咳嗽?

咳嗽的目的主要有以下几点:

(1)排除痰液以及陈旧性血块。手术过程中肺萎陷后再复张、肺牵拉及切割等处理对肺部有一定的损伤,肺部容易生成痰液,并且有可能存在少量血液残留。因此,术后早期的咳嗽非常重要,可帮助以上有害物质的排出,保持支气管通畅。

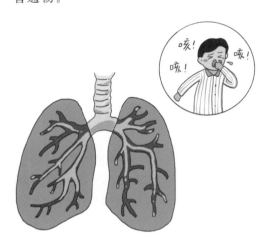

(2)促进肺部的复张。为保证良好的手术视野,在手术过程中需要使肺部塌陷,就像一块压扁的海绵一样,实际上就是人工造成肺不张,手术结束后患者需要通过鼓肺将肺脏恢复成正常状态,但是仍有患者术后部分肺处于不张状态,需要通过用力咳嗽促进肺复张。

(3)最重要的一点是咳嗽可促进剩余的肺脏膨胀。手术过程中,医生会切除部分肺脏,肺脏并不会再生,切除的部分会形成一个空腔,但是肺部有强大的代偿功能,它像一个有弹性的气球,通过咳嗽等锻炼使剩余的肺脏膨胀可将该空腔填满,弥补肺功能损失。

60.咳嗽会把刀口撑开吗?

经常有患者问咳嗽会不会导致手术切口裂开,其实胸部与腹部不同,肺部是由胸廓包裹的,胸廓就像鸟笼子一样,不论是微创还是传统开放切口,都是经过多层次缝合,非常紧密的。咳嗽对胸部刀口所造成的压力不像想象的那么巨大。胸部切口也会有愈合不良或者延期愈合的情况,但是和术后配合性的咳嗽无关。可能有罕见情况的出现——咳嗽引起胸部切口裂开,但是概率很低,衡量利弊关系下,应以咳嗽为先。

61.术后可以活动吗?

很多人觉得做了手术,受了创伤,应该休息不动。实际上,在情况允许时,患者应该早期下床活动,这样可以避免术后并发症的发生,如肺部感染、下肢静脉血栓、肺栓塞等。卧床患者也更容易出现腹胀、消化不良等症状,下床活动的患者,肠道功能恢复得更快,并且更有利于术后营养吸收,加速康复过程。

62.做手术会不会很疼?

人对于疼痛的恐惧是与生俱来的,每个提出这个问题的人都希望从医生嘴里得到类似于"手术不疼""没有啥感觉"的答案。可是选择手术,即是选择与疼痛相伴。一般来说,传统肺部手术创伤比较大,胸部通常有一个十几厘米的触目惊心的长长斜切口。传统手术需要切开皮肤、皮下组织和肌肉,然后还要切断肋骨,术中通过专门的肋骨撑开器扩大切口,从而暴露出手术视野。这会直接造成皮肤、胸壁神经肌肉及肋骨的离断,造成局部肿胀和肋间神经的损伤,这么大伤口疼痛是在所难免的。此外,术后还有留置引流管,每次呼吸运动都会对胸壁造成影响。然而,胸腔镜手术作为微创手术,也并不是完全无创的,所以同样会有疼痛,而且有的患者疼痛感受还比较强烈。这种疼痛原因来自三个方面:

(1)无论是单孔腔镜还是多孔腔镜,胸壁总是需要打孔的,这个切口虽然小,但同样需要切开皮肤、皮下肌肉组织,使局部肋间神经受损,所以会有疼痛感。

（2）手术中胸腔镜手术器械进入切口,这样会对胸壁肋间神经以及肌肉组织形成钝性损伤,使得术后患者出现疼痛感。

（3）手术之后需要放置胸腔闭式引流管,引流管放在肋骨间,随着呼吸产生摆动,也会导致疼痛。患者术后疼痛程度大多为轻中度,可以控制。一般来说,术后急性疼痛会随着时间推移而减轻,一般 3～5 天就会明显减轻并逐渐消失。

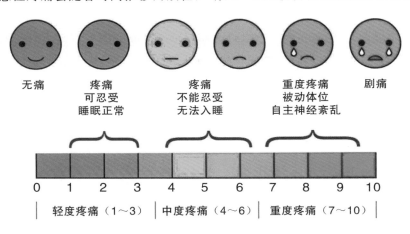

63.术中医生会找我谈话吗?

术中患者是处于麻醉状态的,所以关于手术中的一些事项,医生在术前就会和家属充分说明。如果术中出现一些情况需要沟通,医生也是找家属谈话,所以作为患者,应该调整好自己的身心状态,安心接受手术即可。当然,医生呼叫家属的原因,更多是手术结束了,沟通下术中情况等,所以家属朋友们不要听到呼叫就过于紧张。

64.我能看到切下来的肺吗?什么时候能知道病理结果?

只要患者提前要求,医生是会把切下来的肺拍下来给患者和家属看的。病理结果分为两种,一种是不常规做的冰冻病理,一种是所有患者都要做的石蜡病理。冰冻病理是在病灶切下来一个小时内出结果,它的准确率比石蜡病理略低,约为 95%,它的作用在于指导下一步手术方案。另外,冰冻病理所给出的信息有限,并不是所有的手术都必须送检。石蜡病理通常是在手术后 5～7 天出结果,它就是我们所得的最终病理结果,也是后续治疗的依据。

65.为什么我的胸腔引流管和别人不一样？

胸腔闭式引流是将引流管一端直接插入人体的胸腔内，而另一端接入比患者位置更低的水封瓶内，通过内外的压力差，将胸腔积液直接引流出来，同时维持胸膜腔内的相对负压。开胸手术后的患者，不论是微创腔镜手术还是传统开放手术，都不可避免地会在术后有一些渗血和渗液。开胸手术后会有气体进入胸腔，肺在切除之后还会漏出一部分气体，所以放置引流管的时候，会排出渗血、渗液以及气体。手术结束时，主刀医生会根据手术方式、手术部位、切除肺组织的多少等决定放置引流管的位置和数量，多数情况下是一根，少数是两根，特殊情况下会不放引流管或放两根以上。在术后，通过对引流管的观察，可以判断有没有活动性出血现象，或者有没有肺手术创面持续漏气的现象，并决定进一步的处理方法。一般情况下，这样可以使患侧的肺尽快恢复功能，同时避免术后胸腔感染。

66.为什么我术后恶心、呕吐？

恶心、呕吐是术后患者比较常见的症状，是由患者自身情况、手术创伤刺激及麻醉药物等多种因素造成的。女性、不吸烟者、肥胖者、晕动症病史者、术前未严格禁饮食者，发生术后恶心、呕吐的概率要更大。

手术麻醉过程中的很多药物可以直接作用于化学感受区的 μ 受体，从而反射性兴奋呕吐中枢导致呕吐。目前，临床上无法彻底消除术后恶心、呕吐的发生，但可通过预防性使用止吐药降低其发生率。

除了医生、护士给出的预防措施外，患者自己要如何预防术后的恶心、呕吐呢？术前一段时间内一定要严格禁食，有过晕动病史或术后恶心、呕吐史者，建议提前告知手术医生和麻醉医生。术后如果发生恶心、呕吐，患者一定要把想吐的感觉告诉护士，并把头偏向一侧，将口腔内的东西全都吐出来，避免误入呼吸道。

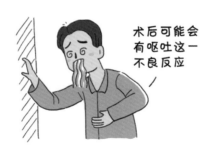

术后呕吐的危害

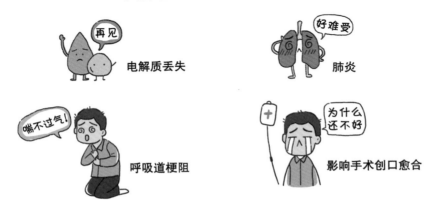

电解质丢失

肺炎

呼吸道梗阻

影响手术创口愈合

67.做完手术多长时间能拔胸管?

体内留置胸管的时间不是确定值,何时拔管主要根据引流情况。一般而言,拔管指征包含以下几个方面:①持续咳嗽,胸管无气泡溢出,肺创面和支气管残端愈合良好、不漏气;②胸管引流液不是鲜血、脓液、乳糜液;③24 小时胸引液体量不多。胸引流量的多少与是否拔管的关系其实并不是绝对的,有的医院可能 24 小时引流量小于 100 毫升才会拔管,有的医院可能引流量不超过 300 毫升就会拔管,这与医生的个人经验和患者体质有关,大体重的人拔管时胸引量可以适当放大些。如果是感染性疾病或者脓胸放置的引流管,可能放置时间为 2 周左右,少部分可能更久或后续改为开放性引流,缓慢撤管。当然,大部分医学问题无绝对定论,例如胸管引流有少量漏气,但是胸管刺激导致的疼痛使患者难以耐受,衡量利弊关系,也可以考虑拔除胸管,后续观察胸部体征,再置管的概率一般不高。

68.肺切除后为什么总咳嗽?

肺切除后如果只是单纯的咳嗽,通常是手术麻醉过程中气管内插管使气道黏膜受刺激而引起的。另外,因为肺部手术需要切断气管,因此支气管残端有刺激,也会引起咳嗽。患者若为单纯的咳嗽,则不必惊慌,这通常是可以慢慢恢复的,吃点止咳药进行对症处理即可。不过,如果患者咳嗽并伴有发热、咳黄痰等症状,就得重视起来,及时去医院检查,看看是不是出现了肺部的感染。

69.术后痰中带血正常吗?

术后患者若痰中带黑色血液,则考虑是手术时气管腔内残留的血液。这样的血患者应尽早咳干净,以免其在肺内残留引起感染。如果是鲜血,可能是麻醉过程中气管插管时造成的黏膜损伤。这些都是正常现象,并且在 3~5 天内会好转。如果这种现象长期不好转,且痰中血量较多,患者就应去医院就诊。

70.出院后多长时间能上班?

肺部手术后可以上班的时间与手术方式、恢复条件、工作性质以及个人身体素质密切相关,常见几种情况如下:

(1)手术方式:大多数胸腔镜微创手术患者术后 2~3 天即可拔管出院,出院后经过短期休养即可上班。不适宜胸腔镜微创手术的患者,一般会采用传统的开放手术,此时手术创口大、恢复较慢,需要休养的时间也会更长。

(2)工作性质:从事轻体力劳动或脑力劳动者,术后短期内即可上班,注意休息,不要过度劳累即可。从事重体力劳动者如运动员、建筑工人,在伤口肌肉没有完全恢复之前不适合上班,通常需要休息 3~6 个月才可以恢复运动或者重体力劳动。

(3)身体素质:平时注重锻炼,身体素质越高者,术后休养的时间就越短;反之,越是高龄、合并有基础性疾病的患者,术后需要休养的时间相对会越长。

71.肺切除术后还能跳广场舞吗?

肺部手术之后,患者早期下床、适度活动是有益的。患者在日常生活中可以适当进行体育锻炼,以增强自身体质,提高身体免疫力,但尽量不要早期做剧烈运动或重体力劳动。患者术后可以适量进行一些节奏慢、动作难度低、强度小的舞蹈动作,之后再逐渐增加强度。

72.手术后需要复查吗?

肺结节手术涉及不同切口、不同切除范围、不同病理结果及分期等,所以术后的复查也不能一概而论。一般术后 1 个月会进行首次术后复查,着重查看手术恢复情况、是否有并发症及如何处理等。远期复查就要根据患者自身情况决定了,具体的复查安排可以咨询主管医生。如手术确诊肺癌的患者,由于肺癌术后复发和转移率较高,一部分患者会出现转移或再次罹患肺癌的风险,因此肺癌患者术后都要进行定期检查、随访。一般来讲,对于浸润性癌,术后 1 个月进行第一次复查;之后的前两年,每 3 个月复查一次;第 3～5 年,每半年复查一次;以后每年复查一次。

73.肺部切除之后,需要注意什么?

(1)避免感染:反复感冒、感染会加重肺部损伤,使肺功能下降,不利于伤口恢复。

(2)戒烟:烟雾会造成气道黏膜进一步损伤,所以患者一定要戒烟。

(3)高蛋白饮食:可增强免疫力以及患者的体力。

(4)避免剧烈运动和过重的体力劳动:患者可根据自己的恢复情况,适当进行轻体力活动。

(5)做吹气球等运动:有利于肺功能的恢复。

74.肺部手术后,可以做磁共振吗?

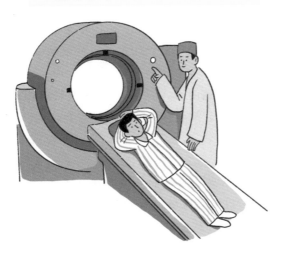

肺部手术以后是可以做磁共振的。肺部结节手术,或者肺的其他手术,手术中会用到切割闭合器,它是用一排排细的钉子,钉在肺的表面,用于肺的止血和补漏气。闭合器用的是钛合金的钉子,可以进行磁共振,所以肺部手术后,是不影响患者做磁共振的。

75.手术出院后需要注意些什么？有什么不能做的吗？

（1）完全禁止吸烟。

（2）对于手术伤口，术后两周，伤口愈合后可以拆线；而对于引流管口的缝线，一般是从拔管当天算起的两周后，愈合后就可以拆线，伤口痂壳掉了之后可以洗澡。

（3）术后是否需要进一步放化疗，需要看病理结果及病理分期。一般术后治疗在术后一个月左右开始进行，患者应尽早恢复身体，准备后续治疗。

（4）注意劳逸结合，逐渐增加活动量，并适当做一些力所能及的家务，为重新投入工作和社会生活做积极准备。

（5）继续进行恢复肺功能及肺活量的练习，如深呼吸吹气球、有效的咳嗽咳痰。

（6）定期复查：原则上，术后前两年，每 3 个月复查一次；术后 3～5 年，每半年复查一次，以后每年复查一次。复查的内容包括血常规、生化检查、肿瘤标志物、胸部 CT、上腹部的 B 超、头颅磁共振或者 CT、全身骨显像。

76.肺部术后饮食注意什么？

术后饮食也是大家比较关心的问题，那什么可以吃？什么不可以吃？其实肺结节手术没有太多要忌口的，常见果蔬如百合、雪梨、猪肉、萝卜、芦笋等都可以食用，若能吃些润肺生津的食物就更好了。

术后患者应尽量避免食用腌制、辛辣、油腻的食物，出门活动时还需做好防护，远离二手烟、汽车尾气、油烟、雾霾、石棉工厂等，居住环境一定要干净、卫生。

77.手术后复查需要空腹吗？通常需要做哪些准备？

根据主治医师的诊疗习惯不同，手术后第一次复查的检查项目可能会有所不同，但通常不需要空腹。一般检查以胸片、CT 以及血常规或者涉及肿瘤相关指标的抽血检查为主，但这些检查通常是不需要空腹的。出院前患者应和自己的主治医生确定复查时间以及相关注意事项，提前安排，以免耽误就诊。另外，在门诊复诊时，最好携带自己手术相关的病历资料尤其是手术病理结果，方便主治医师给出下一步治疗或随诊建议。

78.手术后随访方式有哪些?

术后随访通常在门诊进行,所以需要患者了解自己主治医生的门诊时间,方便提前预约。偶尔医院以及科室相关工作人员也会进行电话或邮件、信件随访,根据个人情况可以将自己的恢复状况及病情变化及时告知随访医生。

79.手术后多久进行一次复查随访合适?

第一次复查过后,通常根据患者病情不同(病理分期不同)进行不同时间间隔的随访。例如,良性结节可以不再进行专门随访,而是可以按照个人年龄、个人高危因素以及家族易感因素等进行专科体检。诊断为恶性肿瘤的患者,可以根据主治医师意见定期随访,通常术后 2 年可以每 3 个月复查一次,2～5 年后每半年复查一次,5 年后每年复查一次。但对于肿瘤分期较晚,比如已经存在淋巴结转移的患者,通常术后仍需要结合放、化疗或免疫治疗等综合治疗,因此伴随治疗周期的延长,随访周期也要有所调整,而且之后的随访将改成以肿瘤相关内科科室为主。

80.手术后刀口总是觉得发麻、隐痛,这正常吗?

手术切口由于损伤了相应部位的皮神经,而神经属于不可再生组织,因此术后早期感觉刀口发麻、胀满不适,甚至隐痛都是正常的,但仍应该让主治医师检查刀口,观察有无红肿热痛及脓性分泌物等感染征象,如无感染,则不需处理,日后不适症状会逐步改善。

81.手术后经常干咳,这正常吗?

手术气管插管、手术切除肺组织后的肺创面及支气管断面存在的物理刺激以及一些神经相关的刺激等,都可能会导致患者术后短期存在干咳的症状,久者可能持续数月,严重者甚至影响休息。此时,患者可以在专科医师的指导下口服一些止咳平喘相关的药物。而患者也不需过度焦虑,咳嗽症状会逐步消失。但此时患者仍然需要密切地门诊随诊,结合相关的影像学检查以及其他的实验室检查和其他症状,排除迟发性支气管胸膜瘘等并发症的可能。当然,这种迟发性并发症的发生率极低,患者大可不必过度焦虑。

82.手术后偶有咳血,这是为什么?

术后咳血原因也是多方面的,绝大多数不需要处理,可以自愈。通常咳血来源于尚未完全愈合的肺内手术创面,或者与部分特殊患者术后需要持续抗凝治疗有关,只要咳血量不大,影像学复查没有异常,可不做处理,症状会逐步消失。

83.术后早期影像学复查提示胸腔积液是为什么?

患者因为手术刺激,术后即使拔管出院,胸腔内仍有可能存在少量胸腔积液,一般均可自行吸收。术后早期胸部 CT 或者胸片提示胸腔内少许积液为正常现象,一般不需要特殊处理。但如果积液较多,患者因此而出现发热、胸闷等症状,可于门诊就诊时及时说明,方便主诊医师及时判断是否需要再次进行胸腔穿刺抽液或者胸腔置管治疗。

84.手术刀口需要拆线吗? 什么时间拆?

在很多人的理解中,不用拆除的缝线是更高级的缝线,这种观点肯定是不对的。缝合的意义在于维持切口的张力,促进组织的愈合。当切口愈合达到自身最大强度时,缝合材料便没有作用了。可吸收线皮内缝合虽然不需要拆线,但是留存在皮肤浅层的缝线在近两个月的降解吸收过程中会产生缝线反应,让周围的组织产生无菌性炎症。重度炎症会导致局部组织的红肿和渗出,也容易导致细菌定植发生感染,所以可吸收线也有其局限性。

伤口在被一般的不可吸收线缝合后,一定要等伤口愈合到一定强度后才能拆线。拆线早了,伤口容易裂开;拆线晚了,缝线对伤口压迫较久,疤痕可能更明显。所以,手术伤口拆线时间并不是固定的,而是主要取决于伤口的部位和患者全身情况。人体不同部位的血液供应多少不同,活动度不同,伤口所受到的牵拉张力不同,皮下脂肪分布情况也不同,所以伤口愈合到一定安全强度的时间也就随之不同。一般来讲,越年轻、营养状况越好的手术患者,伤口愈合越快,拆线时间也就越早;而对于岁数大、有糖尿病或类风湿性关节炎等基础疾病、营养不良、贫血消瘦的患者,需要在正常拆线时间的基础上,延长拆线时间,并且在拆线时应隔一针拆一针,分次拆才安全。一般来讲,胸部的手术切口一般术后 7～9 日就能拆线。引流管口若有留置缝线,一般建议拔管后 10～14 天看愈合情况再定是否拆线,引流管口愈合会相对缓慢。

85.术后又出现了新的肺结节,和之前的结节有关系吗?

肺结节的发生本身是一个复杂的过程,涉及生活方式、生活环境、生活习惯以及基因因素等多方面诱因,因此部分患者存在多发结节或者继发结节的问题。术后再次发生的结节未必是与之前手术的结节性质相同的结节,此时患者应该继续在门诊就诊,请专业医师阅读影像学资料,分辨结节性质,进行正确的判断。

86.术后提示胸腔内肺门或者纵隔淋巴结肿大是复发的意思吗?

纵隔淋巴结肿大原因也是多种多样的,涉及免疫系统、血液系统以及手术疾病等多重因素。术后复查过程中出现纵隔或者肺门淋巴结肿大不能简单地解读成疾病复发转移,应该根据原手术结节病理性质,术后提示淋巴结肿大的时间间隔,对比术前和术后复查过程中的影像学报告片才能进行初步判断。而且因为复查过程中的影像学资料可能出自不同的单位,没有连续性,也可能对淋巴结造成错误解读。因此,具有连续性和统一标准的复查,术前、术后影像学资料的对比,疾病病理学的正确理解,都是解读淋巴结是否存在问题的佐证,不能片面地解读报告。

(孟龙　史墨　张湘伟　任万刚　王光辉　于洋)

肺癌

少部分肺结节会诊断为肺癌。肺癌早期通常没有明显症状,随着疾病进展会出现咳嗽、气短、胸痛、咳痰、体重下降等症状。治疗方法包括手术、放疗、化疗和靶向治疗等。治疗方案根据肺癌的类型和病情而定。预防肺癌的最佳方法是不吸烟、保持健康的生活方式和接受定期体检,如果已被诊断出肺癌,及早治疗是非常重要的。

1.做饭习惯不好,也会引发肺癌?

其实厨房的环境,对呼吸系统疾病,特别是肺癌的发生是有直接影响的,但是我们又不可能不做饭,那么在整个做饭的过程中,应该注意些什么呢?

(1)做饭的时候,一定要打开油烟机,特别是炒菜的时候,要开最大挡的抽风力量。

(2)炒菜的时候,不要在油烧得冒烟后倒菜。

(3)油炸过一次以后,不建议重复使用。

(4)不要使用私人加工的油,因为在加工过程中有很多杂质没有提取出来,这些杂质对于健康是有危害的。

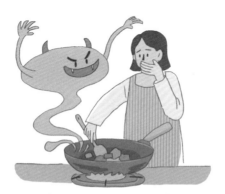

厨房油烟可导致肺癌

2.肺癌手术前,我需要做哪些准备?

(1)患者要做好心理准备,手术会令患者感到焦虑、恐惧等,尤其是老年人。因此,医生一般都会向患者适度解释病情、施行手术的必要性、手术方式、可能取得的效果、手术的危险性、可能发生的并发症、术后恢复过程和结局,以及术中输血的可能性等,并向家属进行详细介绍,让他们分别签署手术同意书、输血同意书、麻醉同意书,做好心理准备。

(2)适应性锻炼:胸外科术后,易发生急性呼吸衰竭、肺不张、肺炎、肺部感染及胸腔积液等并发症。术前做呼吸功能训练可提高手术耐受性,改善术后肺功能以及预防术后呼吸系统并发症。

(3)术前戒烟:可降低围手术期呼吸道并发症的发生。患者术前应戒烟2周。

(4)胃肠道准备:从术前12小时开始禁食。术前2小时禁止饮水,以防止因麻醉或手术过程中的呕吐而引起窒息或吸入性肺炎。

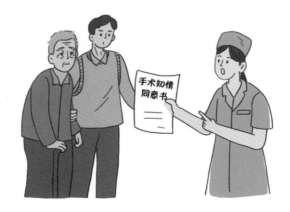

3.肺癌术后需要放疗或者化疗吗?

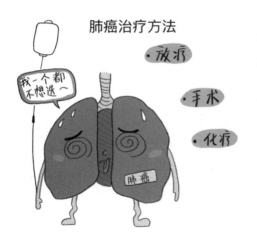

肺癌患者术后是否放化疗是由患者的病理分期以及患者的身体状况决定的,如果是早期的肺癌且手术实现了完全切除,术后通常不需要进一步治疗,只需要门诊密切随访。而对于中晚期肺癌或者没有实现完全切除的患者,术后通常需要结合放化疗治疗,因为病理分期越晚的患者术后复发转移的概率越大,生存期越短,因此综合治疗对于这部分患者尤为重要。而因为肿瘤巨大或者肿瘤位置不佳导致没有完全切除的患者,术后针对病变部位的局部放疗和全身化疗或者靶向、免疫治疗也是必不可少的。也有极少数情况,患者存在肝肾功能不全,无法耐受内科药物治疗,只能在治疗和保全器官功能中取得平衡,争取实现治疗效果的最大化和对患者身体损伤的最小化。

4.术后查血发现有些肿瘤指标增高代表什么?

术后进行血液肿瘤指标随访,通常需要与术前和术后早期复查的数值进行对比。某一次肿瘤指标增高,或者数值有变化但变化范围不大,一般没有严格的临床意义。而且肿瘤指标升高较多,此时也应该结合影像学检查。如果影像学提示有淋巴结较前明显增大或者出现可疑肺内、其他器官转移的征象,两相印证可以考虑肺癌出现了复发转移。如果影像学没有类似提示，暂时不需紧张，可以密切关注肿瘤指标走势，及时复查，并由专科医生解读，不要因为数值的一点增减而惴惴不安。

肿瘤标志物

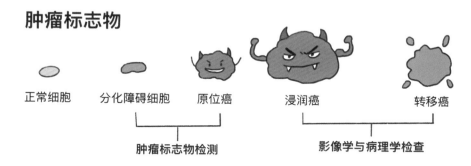

5.肺癌术后有哪些复发转移形式和部位？

肺癌术后的复发转移形式多样。影像学可以表现为肺门淋巴结肿大，纵隔淋巴结肿大或者颈部淋巴结肿大，以及胸膜、肺内多发结节转移，甚至远处器官转移等形式。远处器官转移多表现为颅脑转移、肾上腺转移、骨转移等，也可出现肝脏以及其他器官转移。因此，术后根据病理情况、病期早晚制订合理的随访复查方案十分重要。

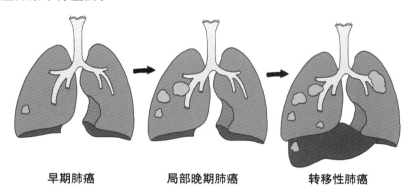

6.如果术后发生复发转移会有不适感觉吗？

肺癌术后的复发转移形式多样，多表现为淋巴结复发转移或者胸膜、肺内复发转移以及远处器官复发转移等。如果是淋巴结转移，多数没有临床症状，除非淋巴结压迫重要的神经，例如喉返神经，患者可能出现声音嘶哑和饮水呛咳症状。胸膜转移时，转移结节引起神经受累，可能导致胸痛，胸腔积液可能引起患者胸闷气短。肺内复发转移,如果复发转移结节较少,不影响肺功能和循环功能,患者可无症状,只有当双肺复发转移结节较多,影响到心肺功能时或者转移结节溃破肺内血管时,才可能出现咯血或者胸闷、活动耐力下降等症状。若为远处器官转移,则因转移到的器官不同而临床表现各异,例如广泛或者较大的脑转移可能引起患者头痛或者相应功能区的功能障碍。骨转移可能因为骨质破坏导致疼痛甚至病理性骨折等。若患者出现上述情况,应及时于专科门诊就诊,及时分辨诊治。

7.术后确认复发转移,我该怎么办?

如果术后确认已发生复发转移,多数情况下外科手术已经不是解决问题的主要手段,此时可以于肿瘤科就诊,由内科医生进行诊治,指导下一步治疗。若疼痛较重,可于疼痛科就诊,及时进行癌痛止痛治疗,改善生活质量。部分咯血严重或者有潜在大咯血的患者,可于介入诊疗科就诊,行介入血管栓塞止血治疗。上述就诊过程较为复杂,需要专科医生分析判断,按轻重缓急逐步处理,因此也可求助手术医师,由手术医师分析病情后指导下一步治疗走向,以免延误治疗而造成严重后果。

8.癌症的5年生存率是只能活5年的意思吗?

5年生存率是临床上用来反映某种癌症严重程度、进展快慢或凶险程度的一个指标,在医学上,也用这个指标来评价癌症治疗效果。5年生存率是个统计学概念,通俗地来说,癌症5年生存率可以理解为某种癌症经过治疗后,生存5年以上的患者所占的比例。也可以变相地理解为患者得了肿瘤,5年后还活着的概率。5年生存率反映的是一个群体的数据,具体用到每个人身上可能会存在误差。

9.肺癌通常有哪几种?

肺癌通常分为小细胞肺癌以及非小细胞肺癌,临床多见的是非小细胞肺癌,它还可以分成鳞状细胞癌、腺癌、腺鳞癌、大细胞癌、肉瘤样癌等。

10.原位癌是什么?该怎么治疗?

术后被确诊为原位癌的患者,通常病变较小,癌细胞局限在支气管黏膜上皮细胞层内,没有穿破基底膜,所以肺原位癌属于肺癌的早期阶段。由于基底膜保持了完整,所以原位癌不会发生转移,在切除之后也不会出现复发的情况。因此,原位癌患者术后通常不需要再做任何其他辅助治疗。

11.微浸润腺癌是什么？该怎么治疗？

微浸润腺癌通常也是一个小的(小于等于 3 厘米)病变,浸润范围小于等于 5 毫米。这指癌细胞虽然穿透了基底膜,向基底膜深层进行浸润,但向间质内浸润深度通常不超过 5 毫米,无血管、淋巴管、肺泡腔和胸膜侵犯。在这种情况下,患者预后好,通常也不需进一步辅助治疗。

12.浸润性腺癌是什么？该怎么治疗？

这种类型的腺癌通常生长方式多样,浸润范围大。较之原位癌和微浸润癌,它的癌细胞浸润范围和深度更大,本身已经具备高度的恶性潜能,术前术后均有复发转移的风险,但也不需谈癌色变,只要早发现、早诊断、早治疗,手术效果依然理想。近年来,由于检查手段的进步和群众体检意识的不断提高,术前即为晚期的患者比例大幅度减少,手术后也仅有一部分分期较晚的患者需要进行进一步治疗,其他患者只需要密切关注随访,出现问题及时处理,防患于未然。

13.鳞状细胞癌是什么？

这是一种在显微镜下表现有角质化或细胞间桥的肿瘤类型。对于分期较早的鳞状细胞癌,手术治疗是首选方式,但也要结合患者的年龄、身体状况以及辅助检查等进行评估。鳞状细胞癌多为中心型,患者以男性居多,多有吸烟史,早期可无症状,淋巴结转移较其他肿瘤类型较晚,可因发热、咯血、胸闷以及肿瘤消耗导致体重减轻等症状而就诊。

14.腺鳞癌是什么？

腺鳞癌是指在一个肿瘤中,同时存在鳞状细胞癌和腺癌成分,而且每种成分的比例都要高于 10%。临床腺鳞癌比例比单纯的鳞状细胞癌或者腺癌低,可能同时具备两种肿瘤的生物学特性,对于较早期患者,手术是治疗的首选方案。

15.大细胞癌是什么？

大细胞癌是一种未分化的非小细胞癌,恶性程度较高,诊断需要彻底切除肿瘤标本,不能根据非切除或者细胞学标本做出诊断。此种病理类型临床较为少见,一方面原因是发病率较低,另一方面原因是因为患者可无临床症状,而疾病进展较快,发现时就是晚期,因此外科治疗比例较低,但对于可以手术的患者,以手术为主的综合治疗仍然是主要治疗方案。

16.肉瘤样癌是什么?

肉瘤样癌是一个总称,它又包括多形性癌、癌肉瘤和肺母细胞瘤。这三种肿瘤均属于恶性程度较高的类型,治疗通常不止单一的手术方式,甚至部分患者发现即是晚期,没有手术机会。此种类型肿瘤临床较为罕见,具有发病率低、恶性程度高的特点,如能早期发现,以手术为主的综合治疗亦为首选,如果发现时就已经存在转移等晚期表现,就应以内科治疗作为主要治疗方向。

17.医生经常让我加做免疫组化是什么意思?

免疫组化是对手术切除组织进行分子学检测。它在肺癌诊断中有十分重要的意义,对于特殊类型或者难以鉴别的某些类型肺癌的诊断不可或缺。免疫组化检查可以协助更准确地诊断疾病类型,对患者下一步内科治疗有重要指导意义。

18.医生告诉我术后需要做基因检测,是什么意思?

肿瘤基因检测就是通过检测实验技术,对手术标本或者穿刺标本进行分子生物学检测,来发现患者的病变是否存在基因突变,以及是否可以针对这部分突变展开相应治疗,预测治疗是否对患者有效。这实际就是一种治疗前的预测检查,可指导患者采取合适的治疗方案,避免做无效的治疗尝试,减少治疗对患者身体的损伤。

靶向治疗使驱动基因型肺癌逐渐成为临床可控的疾病。与化疗相比,其延长了晚期非小细胞肺癌患者的生存时间,使晚期转移性肺癌患者的 5 年生存率从不到 5% 提升到 14.6%,增长了将近两倍,指导靶向治疗的基因检测也被赋予了重要意义,基因检测已经成为肺癌患者接受靶向治疗的必备检查。

19.基因检测在临床治疗中有什么必要性?

(1)指导肿瘤靶向药物的使用:靶向药物,顾名思义就是能够精准打击发生特定基因突变的位点,杀死肿瘤细胞的同时,又不会杀伤周围的正常组织细胞,但靶向药物也会出现耐药现象。因此,国家卫健委颁布准则明确指出:抗肿瘤药物需在病理组织学确诊后或靶点检测后方可使用。此时可以通过基因检测分析相关基因的突变状态，了解敏感突变和耐药突变，能够帮助医生为患者量身定制最优的靶向用药治疗方案。

（2）预测免疫治疗效果：免疫治疗是目前肿瘤治疗领域的又一有效治疗方法，在多种复发或难治性的恶性肿瘤中都展现了不同于一般放化疗治疗的理想治疗效果。据 2019 年美国癌症研究协会年会报道，第一批使用免疫治疗的晚期非小细胞肺癌患者，相比传统疗法 5 年生存率提高了近 5 倍。然而，免疫抑制剂价格昂贵，针对大部分实体瘤，有效率也仅为 20％，因此它并非对所有肿瘤都有效。如果盲目使用，而免疫抑制剂无效，患者也会背上沉重的经济负担。这时候，就需要事先进行肿瘤基因检测，确定患者是否适用免疫抑制剂，以免造成不必要的损失，做到有的放矢。

（3）判断肿瘤是否有遗传风险：肿瘤患者的部分突变有遗传倾向。因此，肿瘤患者需要检测一下是否携带遗传易感的基因突变，分析自己的肿瘤是否与遗传相关，从而知道家人是否也有患病的风险。如果有，可以让家人尽早采取针对性预防措施。

（4）评估肿瘤患者预后及复发风险：基因状态也是影响肿瘤预后的重要因素。基因检测可以实现对肿瘤治疗效果的动态监测，更准确地估计患者的生存时间及复发风险。

（5）提示临床入组，为治疗寻找新的途径：目前已获批准的靶向药物只占少数，还有更多在研药物处于临床试验阶段。利用基因检测技术，分析患者是否携带有正在进行临床试验的药物的相关基因，提供潜在的用药可能性，能够为肿瘤患者治疗增加新的砝码。患者如果想采取"盲试"靶向药物，是非常不可取的。基因突变和靶向药物必须匹配，患者才能获益，否则不仅无效，还会耽误最佳治疗时间，最后结果还不如化疗。因此，如果诊断为非小细胞肺癌，应该及时进行基因检测，但小细胞肺癌和大细胞肺癌以及肉瘤样癌由于靶向药物较少，所以基因检测的价值相对较小。

20.哪些人需要进行基因检测？

（1）手术前考虑靶向和免疫新辅助治疗的患者。

（2）手术后有残留病灶的患者。

（3）无法手术，考虑寻求靶向治疗或免疫治疗机会的患者。

（4）治疗后复发的患者。

（5）治疗耐药后，需要换药继续靶向或免疫治疗的患者。

（6）当家族中存在以下情况时，家族成员也可以考虑进行癌症风险评估：①家族中有近亲成员在年轻时即确诊患有恶性肿瘤；②近亲患者患有罕见癌症，且该癌症与遗传密切相关；③家族中有几位近亲亲属罹患同一种癌症；④家族中患癌成员都与同一个基因突变相关；⑤体检时发现与遗传性癌症相关的情况，如家族性腺瘤息肉病、胃肠道多发息肉等；⑥家族中有一个或多个成员具有已知的遗传突变。

21.用什么样本做肿瘤基因检测?

做肿瘤基因检测，临床上通常有三种样本：

（1）术中肿瘤样本：手术中切除的肿瘤组织，也是最优样本。

（2）穿刺活检样本：通常是在局部麻醉下，用很细的针刺入疑似肿瘤，来获取少量细胞用于分析。这种方法造成的创伤很小，可避免不必要的手术，也是理想的基因检测途径。

（3）体液样本：主要是指通过血液里的癌细胞或者癌细胞释放到血液中的 DNA 进行分析。当遇到患者无法取得足够组织，或者组织样本年代久远时，可以考虑用血液样本代替。

22.得了肺癌,会传染给家人吗?

答案是不会的。其实肺癌就是人正常细胞发生了问题，这个细胞不断在身体里繁殖，形成了一个肿瘤，最后发展成肺癌。这种肺癌的细胞，它只能在自身身体里生长，如果你通过痰液把它咳出来，它也不会像传染病一样传染给家人。所以，家人们也一定不要嫌弃肺癌患者，要对患者多进行鼓励，良好的心态会使病情更有利于得到康复。

（于洋　陈员　王光辉）

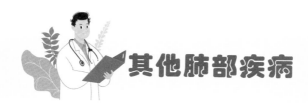

其他肺部疾病

呼吸是我们生命中最基本的需求之一。但有时候,我们的呼吸系统会出现一些问题,如气胸、肺隔离症、肺囊肿等。这些疾病可能会影响我们的呼吸和身体健康,所以了解这些疾病的症状和治疗方法非常重要。

气胸和肺大疱

1.气胸是气出来的吗?

气胸不是由生气引起的,最常见的原因是肺大疱破裂。如果患者既往有肺大疱的病史,平时进行剧烈活动或者是剧烈咳嗽时,突然出现了胸痛和呼吸困难,就要考虑到是不是肺大疱破裂形成气胸了。当然,有些青春期的少年,由于发育过快,肺脏跟不上胸廓的增长,也有可能会导致气胸。另外,胸部的直接或间接损伤(如暴力击打、骨折等)、肺部的一些基础疾病(如慢性阻塞性肺疾病、肺炎等),也都会导致气胸的发生。

气胸的形成

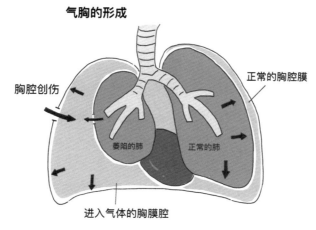

进入气体的胸膜腔

2.什么样的人容易得气胸?

一般,瘦高体型的人容易得气胸,而且男性发病率是女性的六倍。其原因就是人在生长发育过程中,胸廓的发育比肺快,肺总是处于一定程度的扩张状态。被扩张的肺所产生的弹性回缩力却使肺趋于缩小,恢复其自然容积。在肺的向内的弹性回缩力和胸廓向外的弹性回位力作用下,胸膜腔内压低于大气压而形成负压。而瘦高体型的男孩多为扁平胸廓,更容易由于先天性弹力纤维发育不良而导致肺泡壁弹性减退,扩张后容易形成肺大疱,遇外力等诱因就会发展成气胸。

气胸的诱发因素通常包括劳累、抬举重物、剧烈运动、剧烈咳嗽、打喷嚏、放声大笑、用力排便等。因此,瘦高男性要注意加强营养,增强体质,尽量避免剧烈运动,保持大便通畅,避免屏气用力排便。气胸一旦发作,必须立即处理。

3.自发性气胸的症状会有哪些呢?

自发性气胸是一种常见的良性疾病,但有反复发作的特点,其主要症状为呼吸困难、患侧刀割样胸痛、刺激性干咳。张力性气胸者可严重烦躁不安,出现发绀、出冷汗,甚至休克影响生命。

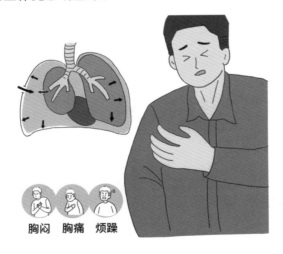

胸闷　胸痛　烦躁

4.自发性气胸常见于什么样的人呢?

在临床上发现,大部分自发性气胸患者在发病前都曾有过剧烈运动、提重物、屏气等活动,这些活动会导致肺部压力突然增大,加之先天弹力纤维发育不良而导致肺泡壁弹性减弱,扩张后易形成肺大疱,若胸腔压力增大,肺大疱会破裂进而导致自发性气胸。另外,肺大疱的患者也容易出现自发性气胸。

5.如果发现自己得了自发性气胸,该怎么办呢?

发现自己出现上述症状,应立即就医,积气量大的患者必须立即行胸腔闭式引流术,简单来说就是插管排气,使气体经管子排出,从而减轻气体对肺和胸腔的压迫,缓解呼吸困难和胸痛的症状,促进肺快速恢复,待肺大疱自行愈合。

6.气胸要怎么处理?

轻度气胸症状不明显的患者可以卧床休息,并给予氧疗的方法治疗,同时也应该密切观察病情,如果存在呼吸困难,肺萎陷严重的患者可以采取胸膜腔穿刺或者胸腔闭式引流的方法帮助患者进行排气。必要时可以采取胸腔镜微创手术,切除肺大疱或修补肺漏气,恢复患者肺功能,患者在术后也应该适当服用抗生素,预防感染的发生。

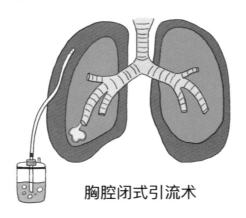

胸腔闭式引流术

7.气胸留置引流管有哪些注意事项?

气胸术后留置引流管是为了排出胸腔的积气积液,患者一般术后 1 天就可以下床活动,注意胸瓶要保持直立,卧床时胸瓶不要高于胸部,下床走动时不能高于腰部,注意保持引流管通畅。胸部手术一般都比较痛,插着引流管时疼痛更是明显,患者咳嗽时需要注意捂住伤口以减轻疼痛。

8.什么时候可以拔气胸引流管?

通常,气胸引流管放置 48～72 小时即可拔除,但是每个人情况不同,甚至部分患者胸腔引流管需要放置很长时间。拔管一般要根据引流管是否漏气、肺是否复张、患者症状是否减轻决定,并且外科医生需要通过听诊了解患者呼吸音是否好转决定。最重要的是胸腔引流管放入之后,在拔管之前要拍胸片或者复查胸部 CT,若肺全部复张且没有漏气即可拔管。一般放置 72 小时,即 3 天之后仍持续漏气患者,应进行手术治疗。手术之后如果胸腔引流管不漏气,拍摄胸片发现肺复张即可拔管。

9.怎么预防气胸?

(1)术后应在舒适安静的环境下卧床休息。

(2)避免用力和屏气动作,保持大便通畅。

(3)患者应戒烟,平时注意补充营养,摄入充足的蛋白质、维生素,适当进粗纤维素食物,以增强机体抵抗力。

(4)气胸患者出院后 3～6 个月不要做牵拉动作和扩胸运动,以防诱发气胸。

(5)预防上呼吸道感染,避免剧烈咳嗽。

10.气胸患者生活中应该注意哪些问题呢?

自发性气胸具有反复发作的特点,因此,有过自发性气胸的人在日常生活中要注意保暖,预防上呼吸道感染;摄入充足的蛋白质及维生素,多吃粗粮、青菜等高纤维的食物;保持大便通畅,避免屏气;锻炼应选择舒缓类的运动,避免选择需要突然发力的体育锻炼。

11.肺大疱是怎么形成的?

由于各种先天或后天性因素,导致肺发育不全及肺部慢性炎症刺激,引起支气管痉挛、肺间隔破坏、支气管活瓣性阻塞,最终导致肺泡腔内压力升高,肺泡逐渐扩大、破裂、相互融合,在肺组织内形成直径大于 1 厘米的含有气体的囊腔,就叫"肺大疱"。

12.肺泡和肺大疱有什么区别?

肺泡是肺部的终末呼吸单位,肺中的支气管经多次反复分枝成无数细支气管,它们的末端膨大成囊,囊的四周有很多突出的小囊泡,即为肺泡。正常人肺泡的表面积可以达到 100 平方米,它具有巨大的呼吸储备功能。而肺大疱见于慢阻肺患者,由于终末细支气管远端受到各种损害因素,导致肺组织的弹性减退。弹性减退以后,终末细支气管远端的肺泡逐渐扩张,肺泡壁变薄,肺泡间隔变窄断裂,肺泡孔相互扩大、融合而形成比较大的囊腔组织,这种囊腔组织是没有通气功能的,在突然用力咳嗽的情况下,会导致肺大疱破裂。

13.肺大疱有哪些症状?

患者的症状与大疱的数目、大小以及是否伴有其他肺部疾病密切相关。较小的、数目少的单纯肺大疱可无任何症状,有时只是在胸片或胸部 CT 检查时偶然被发现。体积大或多发性肺大疱患者可有胸闷、气短,少数肺大疱患者有咯血和胸痛。

14.肺大疱可以自己恢复吗? 需要治疗吗?

肺大疱是一种不可逆转的肺部病损,目前没有有效的治疗药物,损害的肺泡不能自己恢复。如果体检发现肺大疱,而肺大疱较小,通常不会影响肺功能,也不会影响生活质量,可以不进行治疗,定期观察即可。如果肺大疱合并感染,则应针对感染进行治疗。如果肺大疱较多或面积较大,症状明显影响到肺功能,或者出现气胸,此时要在外科医生的指导下决定是否进行手术切除治疗。

15.什么样的肺大疱需要做手术?

(1)肺大疱合并反复感染引起呼吸困难。

(2)巨型肺大疱,肺大疱容积占胸腔的 $1/3 \sim 1/2$,压缩较多肺组织,导致呼吸功能不全,或者无功能性肺组织范围呈进行性扩大。

(3)肺大疱合并两次以上自发性气胸发作。

(4)气胸首次发作,但是有一些情况,如肺持续性漏气,即使是放置胸腔闭式引流超过 72 小时,仍不能发生肺复张或持续漏气。

（5）双侧同时或先后自发性气胸发作。

（6）常年在缺少基本医疗救护条件地区工作的人群。

（7）自发性血气胸。

（8）自发性张力性气胸。

16.肺大疱做完手术要注意什么?

（1）不要从事剧烈的体育活动,术后过度运动会导致没有被切除的肺大疱破裂。

（2）避免反复呼吸道感染,减少和阻断肺大疱的生成和发展。

（3）适当做扩胸、腹式呼吸,增加肺功能。

（4）增加营养,增加呼吸肌肉的力量,避免呼吸肌肉力量不足而导致不同程度的呼吸功能不全。

（姜远瞩　王光辉）

肺隔离症

1.什么是肺隔离症?

肺隔离症是一种先天性的肺发育畸形,在临床上并不多见。在人胚胎发育期,一部分肺组织与主体肺组织分离开来单独发育,形成没有呼吸功能的肺部囊性肿块,这个囊性肿块就是隔离肺。通俗来讲,肺隔离症就是肺外肺,即除了正常的肺组织外,又长一块肺,能够发生在肺叶内,也能发生在肺叶外,有两个特点:

（1）病变肺没有正常气道,和正常肺组织不相同。

（2）正常肺组织由肺动脉及肺组织供血,但是肺隔离症是由体循环动脉供血。隔离症多见于青少年,男性多于女性,男女好发比例是3∶1,左侧多于右侧。

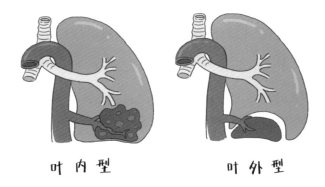

叶内型　　　　　叶外型

2.肺隔离症的症状？

肺隔离症根据部位不同有不同分类。如果与正常肺组织是在同一胸膜下，也就是在肺组织里面的，是叶内型肺隔离症；如果和肺没有关系，单独存在一个胸膜包裹，有自己的异常肺动静脉系统，为叶外型肺隔离症。肺隔离的症状与分型有关。叶内型主要表现为反复的肺部感染症状，如发热、咳嗽、胸痛、咳脓痰，甚至咳脓血痰、咯血等；叶外型通常无症状，多在常规 X 线检查时发现，较多合并其他的畸形，如膈疝、脊柱畸形、心血管畸形等疾病。

3.肺隔离症怎么治？

肺隔离症是一种少见的先天性肺发育畸形，本病的治疗方法主要是手术切除病变肺组织。叶内型肺隔离症可反复继发感染，所以均应手术治疗。手术应在控制感染后施行，并常规选用抗生素。因其常合并严重感染，患肺常粘连在胸壁上导致粘连严重和血管迂曲，在分离血管时较困难，一般不行单纯局部切除，需要做肺叶切除。而叶外型肺隔离症，如果不与气道交通、没有症状，可不予治疗，但大多因为不能够明确诊断而手术切除。一般采取隔离肺叶切除术进行治疗，安全结扎异常的动静脉，同时纠正可能合并的畸形。肺隔离症手术切除后，一般预后良好。

4.得了肺隔离症，一般能活多久？

肺隔离症是一种先天性肺发育畸形，但不是遗传性疾病。一般是在体检或者出现症状，如反复咳嗽、咳痰，甚至咯血时就诊，经过增强 CT 等影像学检查确诊。没有临床表现的患者可以定期检查不予治疗，有感染征象的患者给予及时的抗感染治疗可以控制症状。但是主要的治疗方法是手术切除病变肺组织。在明确诊断以后,及时手术治疗,预后较好,患者可以长期存活。

5.肺隔离症手术时间多长?

肺隔离症手术时间因人而异,因部位而异。叶外型隔离肺手术较快,相对简单,如胸腔叶外隔离肺、病变肺特别小,手术时间非常短,10～20 分钟就可结束。但叶内型隔离肺的治疗,因寻找隔离肺特别困难,或者是非常复杂的叶内隔离肺,需要做精准肺段切除或者肺叶切除,手术操作比较复杂,手术时间比较长,需要 1～2 小时,甚至更长时间。

6.肺隔离症做完手术有什么后遗症?

肺隔离症术后后遗症有肺部感染、咳嗽、气喘、胸闷、胸痛,主要见于以下情况:

(1)肺部感染:在手术之后没有很好地进行肺功能康复训练,或者不懂有效的排痰方法,没有做好日常的护理,都很容易导致肺部发生感染。

(2)咳嗽、气喘:在做完肺隔离手术之后通常都会出现咳嗽、气喘的症状,这是手术创伤影响到肺部功能和血液循环而造成的,是一个很常见的现象,随着肺功能的恢复会逐步好转。在肺功能恢复之前,如果没有注意做好护理,可能就会恢复得不是很好,留下咳嗽这一后遗症。

(3)胸闷、胸痛:是肺隔离手术之后最常见的后遗症,一般也会逐步好转恢复,所以在术后也要做好相关护理,让伤口能够好好恢复,才不会留下后遗症。

(姜远瞩)

肺囊肿

1.肺囊肿是怎么形成的?

肺囊肿是一种囊性病变,属于肺部疾病的一种类型,具体指的就是肺内含有大小不一的气体,或者含有液气体的囊性病变,是一种良性病变,包括先天性肺囊肿和继发性肺囊肿。先天性肺囊肿主要是先天胚胎发育不良所致,而后天性肺囊肿主要继发于一些肺部的感染。肺囊肿常于 CT 查体中发现,如果没有并发感染的情况,大多数不会引起临床症状。如果是巨大的肺囊肿,就会压迫肺组织,使肺功能下降,引起胸闷、呼吸困难的症状,或者在并发感染的情况下,可以出现咳嗽、发热、咯血等症状。

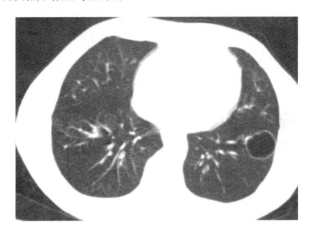

2.肺囊肿为什么会发热?

肺囊肿本身不会导致发热,但是在以下情况下会发热:

(1)感染:这是最常见的发热原因。肺囊肿是一种结构性肺病,容易合并肺部感染,并且形成囊腔积液,导致感染不易控制,积极抗感染治疗是解决问题的办法。

(2)出血:肺囊肿破坏血管导致出血,出血本身及感染导致发热。

(3)坏死:肺囊肿出现液化坏死也会引起发热。

3.肺囊肿会传染吗?

肺囊肿是呼吸系统疾病之一,多数为先天性,好发于幼年和青年,是不具有传染性的。肺囊肿可单发也可多发,囊壁比较薄,囊壁破裂可形成气胸。肺囊肿患者会出现胸闷、呼吸困难的症状,还会导致肺部感染,所以患者一定要及时治疗。

4.肺囊肿怎么处理?

临床上,对于肺囊肿的治疗,需要根据肺囊肿的大小以及患者的症状轻重采取不同的治疗方法:

(1)肺囊肿直径小于2厘米:暂时不需要进行治疗,可以选择保守治疗方法,密切观察、定期复查。如果出现感染的现象,可以使用抗生素进行抗感染治疗。

(2)肺囊肿直径大于2厘米:如果出现反复感染甚至出血等症状,经系统内科治疗无效,应该及时进行手术治疗,可根据囊肿的部位、数目和大小选择合适的手术方式,一般在术后预后良好。若患者囊肿引起的感染比较严重,则需要进行抗感染、引流等治疗,消除感染后再进行手术切除。

5.得了肺囊肿,能活多久?

肺囊肿是良性疾病,与患者的生存期没有直接关系。但患者的肺囊肿如合并反复感染,会导致肺功能逐步下降,进而影响患者的生活质量。如患者肺囊肿较小,而且没有合并感染等,则对日常生活没什么影响。

(姜远瞩)

肺气肿

1.什么是肺气肿?

肺气肿是指终末细支气管远端的气道弹性减退,过度膨胀、充气和肺容积增大或同时伴有气道壁破坏的病理状态,实际是慢性支气管炎、慢阻肺或者哮喘疾病发展到一定程度的标志,本身不是一种疾病。阻塞性肺气肿是最为常见的类型,临床表现轻重视肺气肿程度而定。早期可无症状或仅在劳动、运动时感到气短,随着肺气肿进展,呼吸困难程度随之加重,以至于稍一活动或完全休息时仍然感到气短,患者可以有乏力、体重下降、食欲减退、上腹胀满等全身症状,进展为慢性阻塞性肺疾病后可以有咳嗽、咳痰等症状。

2.肺气肿是怎么引起的?

肺气肿本身不是具体的疾病,而是病理学上的改变,具体指各种原因导致呼吸性细支气管出现持久扩张,肺泡间隔被破坏引起肺组织弹性减退,容积增大,出现过度膨胀和充气的病理状态。引起肺气肿的原因有很多,主要包括吸烟、环境污染、空气污染、小气道的反复感染和肺部组织的慢性病变。临床上最常见的病因就是慢性支气管炎反复发作,引起气道狭窄和阻塞,肺泡壁破坏和弹性减退,从而导致肺泡内的残气量逐渐增多,肺组织容积逐渐增大,形成阻塞性肺气肿。还有些肺气肿是由于缺乏 α1 抗胰蛋白酶引起的,α1 抗胰蛋白酶可以抑制弹性蛋白酶的活性,从而使弹性蛋白酶失去对肺组织的损伤,缺乏该酶时可导致阻塞性肺气肿的发生。

3.肺气肿需要做哪些检查?

很多人在体检时,CT 报告或者 X 线报告会提示肺上有肺气肿样改变,一旦拿到这样的报告,可以到胸外科或者呼吸内科就诊,评估肺气肿原因。如果患者有长期吸烟史或者有害气体或颗粒接触史,或长期慢性呼吸道感染等原因,且 CT 上发现肺气肿样改变,就要进一步做肺功能检查,并结合症状、体征、血液气体分析以及痰液检查等评估是否进展到疾病状态,单纯肺结构发生改变而引起局部气肿样改变,还要评估肺气肿的严重程度以及是否需要治疗。

4.肺气肿应该注意什么?

肺气肿分为急性加重期和稳定期,关键是稳定期的控制,目的是减少急性加重的发生,从而延缓整个病情的发展。肺气肿是一种持续性气流受限并呈进行性发展的疾病,因此需要有计划、综合性地长期治疗,包括戒烟、避免致病因素、排痰、运动锻炼、营养支持、心理治疗等,并且需要结合病情及演变加以调整。只有稳定期坚持治疗,才能减少病情急性加重,减缓病情恶化。如果待到病情加重时才接受治疗,只会增加痛苦、增加费用,甚至危及生命。

5.肺气肿有什么特效药?

肺气肿的治疗,主要就是针对慢性的支气管炎、慢性的阻塞性肺病等一系列的原发性疾病。只有在医生的指导下,利用科学的方法控制好这类疾病,才能预防肺气肿的发展。首先要戒烟,注意保暖,避免着凉,预防感冒,锻炼腹式呼吸,缩唇深慢呼吸,增加肺活量,增加机体的缺氧耐受能力。其次,肺功能差的患者要进行低流量吸氧,每天的吸氧时间控制在 12～15 小时效果较好。再次,患者可应用舒张支气管药物,如氨茶碱、二羟丙基茶碱、多索茶碱等,异丙托溴铵、布地奈德等雾化吸入治疗。最后,如果情况严重,可以短时间使用止咳化痰药,如氨溴索、乙酰半胱氨酸。感染严重时,患者应积极用有效的抗生素,如青霉素、喹诺酮类抗生素、头孢类抗生素,甚至联合用药。

6.肺气肿需要手术吗?

肺气肿是否需要进行手术要根据实际情况来看。肺气肿可以引起胸闷喘息甚至呼吸困难的症状,但是局限性的肺气肿一般很少引起人体的症状,所以不需要进行治疗。而慢性的肺气肿一般通过内科药物治疗也可以缓解临床症状。然而,当严重的肺气肿引起肺功能严重下降并且使用内科治疗效果不佳的时候,可以选择在胸腔镜下进行肺减容手术来改善症状,切除较多的、不良的肺大疱,减少低氧血症和高二氧化碳血症的发生。需要注意的是,术前要做好充分的肺功能评估,避免术后出现呼吸衰竭等其他情况。

(姜远瞩)

肺栓塞

1.什么叫肺栓塞?

肺栓塞顾名思义,就是指体循环各种栓子脱落下来堵住了肺动脉及其分支,从而引起肺循环障碍的一系列病理生理改变。最常见的栓子是血栓,它是各种因素所导致的静脉血液淤滞、静脉系统内皮损伤、血液高凝状态所形成,因此肺栓塞也称"肺血栓栓塞症"。其他栓子如脂肪滴、空气、羊水、骨髓、寄生虫、胎盘滋养层、转移性癌、细菌栓、心脏赘生物等均可引起栓塞。肺血管被阻塞,可引起明显的呼吸生理及血流动力学的改变,救治不及时会危及生命。

2.肺栓塞的前兆?

临床上很多所谓的"猝死",实际上是源于肺栓塞,是大面积肺栓塞所诱发的。所以对于肺栓塞的一些征象,我们要时刻警惕。具体来说,肺栓塞往往有一定程度的胸痛或呼吸困难,也就是偶尔的胸闷、胸痛,都有可能会提示肺栓塞。发生肺栓塞的病例中,80%以上会出现不同程度的胸痛和呼吸困难。另外,如果长期卧床的患者突然感觉到一侧或者两侧不对称的小腿肿胀、疼痛感,两条腿摸起来温度不一样,也要对此高度紧张,及时汇报管床医生和护士,予以重视。

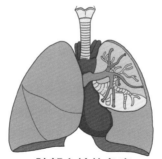

肺部血栓的危害

胸痛

呼吸困难

咯血

3.怎么检查肺栓塞?

除了一些高度怀疑肺栓塞的临床症状和相关病史外,辅助检查中最明确的就是做肺动脉的CT,通过造影剂的显影,可以非常直观地看到肺动脉的主干或分支是不是有栓塞导致的缺损。另外,其他检查包括:做下肢静脉的彩超,看腿上有没有血栓,如果腿上主要回流的静脉有严重的血栓,也可以侧面来验证的确有肺栓塞;检查动脉血气分析,肺栓塞患者动脉血气分析的特点是氧分压的下降以及二氧化碳分压的下降;查 D-二聚体,如果 D-二聚体＞500 纳克/毫升,提示会有静脉血栓的形成。综合以上检查可以明确知道患者是否是肺栓塞,不过最重要的检查还是肺动脉的 CT。肺栓塞最常见的病因是下肢深静脉血栓形成,如卧床患者、高龄患者、手术后患者、骨折患者,以及长途旅行、长时间卧床、妊娠、长期口服避孕药、肥胖等,都是肺栓塞发生的高危因素。如果患者出现了上述检查检验的异常,应该高度警惕是否发生了肺栓塞。

4.肺栓塞的一般处理有哪些?

临床上,对于高度可疑肺血栓栓塞的患者,应该进行严密的监护,监测其呼吸、心率、血压、心电图以及血气的变化。要求患者卧床休息,减少肢体活动,避免挤压、揉捏下肢;并且保持大便通畅,避免用力,以免用力时导致深静脉血栓脱落。在用药上,可以给予患者镇静、止痛、镇咳等相关的对症治疗,必要时可以采取经鼻导管或者是面罩吸氧,以纠正低氧血症。对于出现右心功能不全,并且血压下降者,可以给予多巴酚丁胺、多巴胺及去甲肾上腺素等。

5.肺栓塞要怎么治?

肺栓塞是一种高危疾病,一旦确诊,需要马上进行治疗。目前,临床上主要是根据病情的严重程度和栓塞的范围来进行相应的治疗。需要密切监测患者的生命体征以及血气分析结果的变化,对于存在严重呼吸衰竭的患者,还需要给予呼吸机辅助通气。最重要的是药物抗凝、溶栓治疗,如果效果不佳,还可以采取外科手术治疗。总体来说,肺栓塞是一种很危急的疾病,一旦确诊需要马上进行治疗。

6.肺栓塞好了还会再得吗?

肺栓塞痊愈以后还有可能再次发作。因为肺栓塞的诱因有很多,如下肢静脉血栓的栓塞、骨折、手术、肥胖等。如果患者有上述诱因,又突然出现胸痛、咯血和呼吸困难等症状,要考虑得肺栓塞的可能性。

7.肺栓塞要怎么护理?

如果患者长期卧床,需要勤翻身拍背,做肢体按摩及活动,以防血液循环不佳。另外,要给患者多喝水,以防血液黏稠。如果是做手术后制动的患者,也要注意做肢体按摩,还可以穿弹力袜,能下地活动时先让肢体适当活动。对已经发生肺栓塞的患者,要注意做好心理疏通,减轻患者焦虑情绪,告诉患者绝对卧床,按时服药,多喝水,戒烟。

8.肺栓塞到底有多严重?

肺栓塞是十分严重的急危重症,尤其是大动脉的栓塞,可以瞬间导致患者心跳停止死亡。肺栓塞的发生是由于各种栓子阻塞了肺动脉及其分支,包括肺血栓塞、肺空气栓塞、肺脂肪栓塞、肺羊水栓塞等,各种不同原因的肺栓塞都可以导致严重的通气血流比例失调,产生不同的严重低氧血症,以及血流动力学的异常。若巨大的肺动脉栓塞导致肺血流动力学的异常,导致心血管的并发症,如心衰、心跳骤停,可以直接危及患者的生命。相对轻中度的肺栓塞,可以导致肺动脉高压,以及导致不同程度的缺氧。

9.得了肺栓塞，能活多久？

临床上，肺栓塞患者能够活多久，由肺部栓塞的面积和临床的具体情况决定。对于梗死面积小、堵塞部位小、发病时间短、就诊医院技术好、积极配合医生治疗的患者，通过及时的抗凝或溶栓治疗，一般没有生命危险，多数可获得较满意的治疗效果，并获得长期生存。对于急性肺栓塞患者，如果栓子比较大，患者出现了休克、晕厥的情况，若没有得到及时的诊治，则会因为肺栓塞猝死，直接危及生命。对于因为肺栓塞导致的右心功能不全、右心衰竭、肺动脉高压，生存期也会受到影响，这类患者会出现体力下降、下肢水肿，平时需要吸氧度日，影响生活质量。

10.肺栓塞有什么后遗症？

患者发生肺栓塞以后，医生会根据患者危险度分级采取抗凝溶栓治疗。中、低危患者及时抗凝治疗后不再形成新的血栓。高危患者溶栓治疗以后，血栓会逐渐溶解。但有部分患者血栓溶解不完全、血栓机化或发生动脉炎，导致肺动脉长期缺氧、缺血，最后逐渐导致肺组织出现充血、水肿以及坏死，肺功能明显下降，影响生活，还会出现肺动脉压力增高，继而发展为肺源性心脏病，右心功能衰竭。这是溶栓治疗不理想引发的后遗症。

（姜远瞩　李星凯）

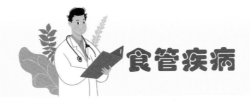

食管疾病

民以食为天,饮食健康对于我们的身体健康至关重要,而食管则是我们消化系统中的重要运输通道,它负责将食物从口腔运输到胃部。食管对我们的身体健康至关重要,我们要好好保护它,不要让它出现问题。通过注意饮食习惯、生活习惯和及时就医,我们可以更好地保护食管的健康,享受更健康的生活。

1.我们的食管长什么样?

食管是一根长长的肌性管道,其前后扁平,富有弹性,位于胸腔中,在气管的后方。按照食管从上到下的走向,可以把食管划分为颈段、胸段和腹段。食管的内层是湿润、光滑、呈粉红色的黏膜,上面有纵向的褶皱,有利于液体食物下流;黏膜外有两层肌肉,它们收缩蠕动推动食物向下运行。另外,食管外层还覆盖有丰富的血管、淋巴管和神经。通过食管 X 线钡餐检查,能看到食管上有三个狭窄处,这些地方是食管异物滞留和食管癌的好发部位。

2.食管有什么功能?

食管是消化道的一个重要组成部分,主要功能是帮助食物运送到胃部。平时食管处于收缩状态,在吃下食物后,食管通过其肌肉的收缩,将大块食物分解成小颗粒,有利于食物进入胃肠道后的消化和吸收。食管下端与胃相连处还有一宽 1～3 厘米的高压区,可以防止胃内的食物向上反流。

3.什么原因会导致食管癌?

(1)化学物质和真菌毒素:亚硝胺与食管癌及食管上皮重度增生的发病有密切关系。霉变食物中的黄曲霉菌、镰刀菌等产生的毒素可以促使一些致癌物质合成,常与亚硝胺协同致癌。

（2）慢性刺激和炎症：长期吸烟和饮酒、吃粗糙和过烫的食物等会对食管黏膜造成慢性理化刺激，而且胃食管反流病、贲门失弛缓症及食管憩室等慢性食管疾病引起的炎症都可使食管癌的发病率升高。

（3）家族遗传：食管癌发病常常表现出家族倾向，在我国的食管癌高发区可见 25％～50％ 的阳性家族史，其中以父系遗传最多。

（4）营养因素：缺乏维生素（维生素 A、维生素 B_2、维生素 C、维生素 E、叶酸），以及缺乏锌、硒、钼等营养元素，都是发病的危险因素。

4.食管癌可以预防吗?

首先要改变不良生活习惯，如戒烟限酒、避免蹲食、细嚼慢咽、不吃过硬过烫食物、不吃霉变食物、少吃腌制食物。其次要注意营养搭配合理，多吃新鲜蔬菜和水果。最后要及时治疗食管疾病，如食管炎、食管白斑、食管憩室等，积极就诊治疗。

5.食管癌早期会有什么症状?

食管癌早期症状不够典型，可表现为胸内有闷气和缩紧的感觉，或胸骨后疼痛感，多表现为烧灼样痛、针刺样痛或牵拉样痛，也可表现为咽下食物时有滞留或轻度哽噎感，症状时轻时重，持续时间也长短不一，不过通常对日常生活没有太大影响。

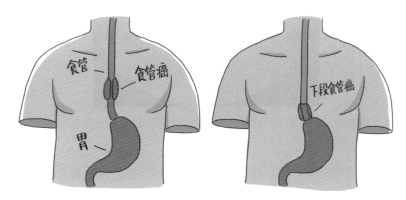

6.什么人群需要筛查食管癌?

食管癌早期症状往往不明显，在发现时已经到了中晚期。所以需要对高危人群进行筛查，确保早发现、早治疗。食管癌的高危人群包括：

（1）出生于或者长期居住于食管癌高发地区，包括我国北部的河南、河北、山西三省交界的太行山地区，南部的广东、福建交界的潮汕地区的人。

（2）家族近亲中有食管癌患者的人。

（3）有不良生活习惯的人，包括长期烟酒嗜好者、不良饮食习惯（吃烫食硬食、饮浓茶、吃饭快等）者。

（4）有上消化道症状，如恶心、呕吐、腹痛、反酸等，或者有食管慢性病变的人群。尤其是年龄在 40 岁以上者，需要定期进行胃镜检查。

7.怎么才能排查食管癌？

胃镜是首选方法，不仅可以直接观察病灶，也可以取活检以确诊；同样有色素内镜、电子染色内镜及放大内镜等，均可以提高早期食管癌的检出率。对不适合行胃镜检查的患者，也可选用食管钡餐造影、食管 CT 或 PET-CT 进行检查。

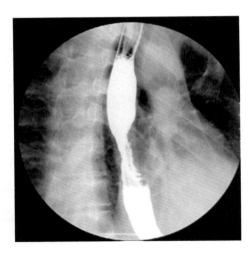

8.食管癌有哪些治疗方法？

对于早期食管癌，内镜下切除通常可以达到根治的效果；对于中晚期食管癌，除内镜治疗外，也常采用手术治疗、放化疗或多种方法联用的治疗方案。

（1）内镜治疗：对早期食管癌的治疗包括内镜黏膜切除术、多环套扎黏膜切除术和内镜黏膜下剥离术；也可采用非切除治疗，如射频消融术、光动力疗法、氩离子凝固术或激光治疗。对于中晚期食管癌，可以通过内镜解除梗阻症状，可行单纯扩张，或食管内支架置放术；或者在内镜下行肿瘤消融术，其用于中晚期食管癌的姑息治疗。

（2）手术治疗：对于不能在内镜下切除的大多数食管癌，都可采用手术治疗。早期切除常常可达到根治效果。对于中晚期食管癌，单纯手术治疗的疗效不够理想，通常需要多种方式联合治疗。

（3）非手术治疗：对于上段食管癌或不能手术的患者，可以采用放疗疗法；不能手术和放疗的晚期患者，可以采用化疗，多采用联合化疗方案。放疗和化疗也可用于术前或者术后的辅助治疗。

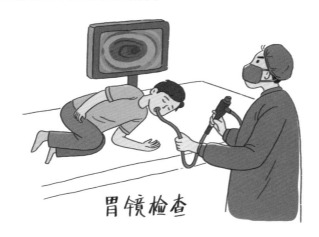

胃镜检查

9.食管癌手术怎么做？只切肿瘤可以吗？

食管癌手术通常包括三部分，即切除食管肿瘤、清理转移的淋巴结和重新连接切断的消化道，需要在全身麻醉下进行手术。因为食管癌多位于胸段食管，所以通常需要经胸腔切除肿瘤，可通过传统开放手术，也可通过胸腔镜进行微创手术。由于食管是一个连续的管道样器官，所以不仅需要将肿瘤完全切除，还需要切除肿瘤外的一部分食管。因为在肿瘤邻近的食管中可能有肉眼无法看到的肿瘤播散灶，大范围切除食管可以有效避免食管癌再发。另外，食管周围可有多重淋巴结转移，在切除肿瘤后还需要将食管周围的淋巴结做一个大范围的清扫。

·食管癌手术·

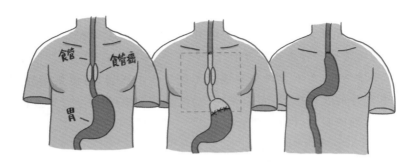

10.什么是食管癌微创手术?

相对于常规手术来讲,食管癌微创手术是一种全新的手术方式。食管癌微创手术只需在患者胸部及腹部各做 2～3 个几厘米大小的切口就能完成,具有创伤小、出血少、对肺功能影响小、术后疼痛症状轻微、术后恢复快等优点。尤其对于肺功能不全、不能耐受开胸手术的患者,可以选择微创手术争取根治切除的机会。微创手术在肿瘤切除、淋巴结清扫及术后生存率等方面不逊于传统开放手术。

11.食管癌内镜手术和胸腔镜手术有什么区别?

内镜手术是通过人体自然腔道来完成治疗。对于食管癌,内镜手术包括内镜黏膜切除术、多环套扎黏膜切除术、内镜黏膜下剥离术等,早期运用内镜治疗可取得与手术切除相同的缓解率以及生存结果,且并发症少、死亡率低。但是内镜手术适应证范围较窄,且治疗后极少部分患者会出现复发。胸腔镜主要通过无菌环境或外科切口进入体腔,经胸部和腹部小切口切除肿瘤、清除淋巴结,适用于较早期的食管癌和心肺功能严重障碍不能耐受开胸手术者。

12.晚期食管癌还能手术吗?

通常情况下,不建议晚期食管癌患者进行手术治疗,因为到了晚期后,可能已经发生了其他部位的转移。另外,患者长期进食受阻导致营养不良、全身状况差、心肺储备功能低下。这种情况下建议患者采用放化疗等非手术治疗方式缓解临床症状,延长生存时间。但是,也可采用姑息性手术减轻症状、改善生活质量,如食管腔内置管术、胃造瘘术等。

13.做完食管癌手术就不能吃饭了,是这样吗?

食管癌手术是通过切除食管内的病变组织,重建消化道,从而解除食管梗阻、恢复消化道通畅,目的之一就是让患者能更好地吃饭。但是在手术后需要禁饮食 3～4 天,通过静脉输液提供营养。如果没有呼吸困难、胸内剧痛、高热等症状,可在术后第 7 天进食流质饮食,由少递增,第 10～12 天进食半流质饮食,第 14 天起可吃一些软烂食物。以后根据患者消化功能恢复情况逐步优化食物。

14.食管癌手术之前我需要做哪些准备?

(1)改善营养:能够经口进食的话,在保持原有饮食量的基础上,选择高蛋白、高热量和高维生素的食品作为额外补充,如肉汤、果汁或配制营养粉。如果不能经口进食,应通过静脉补充电解质和营养。

(2)消化道准备:保持消化道卫生,术前要积极治疗口腔慢性病,保持口腔清洁。睡前可以用导管冲洗食管。大多数患者需要在术前 12 小时禁食、8 小时禁水,在手术当天早晨留置胃管。

(3)呼吸道准备:对于吸烟的患者,需要提前两周以上戒烟。鼓励患者通过爬楼或吹气球进行心肺功能锻炼,学习深部咳嗽。术前经过良好训练的人,术后明显要恢复得更快更好。

(4)特殊患者的准备:合并高血压的患者,应该使用药物把收缩压控制在 160 毫米汞柱以内,防止血压波动比降压更重要,降压药可以服用至手术当天的早晨。糖尿病患者术前必须控制血糖,使空腹血糖控制在 8 毫摩尔/升、餐后 2 小时血糖控制在 12 毫摩尔/升以内。长期服用阿司匹林的患者,需要停用 5 天以上才能手术。既往放过心脏支架的患者,抗凝药物如硫酸氢氯吡格雷片(波立维)需停药 1 周以上,同时用低分子肝素来代替手术前后的抗凝治疗。

(5)心理准备:术前可以通过与家属聊天缓解紧张的情绪,难以入睡时可以使用一些镇静药物,保证充分休息。另外,也需要做好术后疼痛的心理准备。

15.手术之前要做哪些评估?

食管癌术前首先要进行临床 TNM 分期,准确的分期有助于选择合适的治疗方案,通常借助食管 CT、MRI、PET-CT 等检查进行分期。

其次,需要对手术风险进行评估:①心血管疾病风险评估:需要关注患者既往有没有冠心病、高血压、心脏手术史,另外,通过患者主观症状、体征、心电图、心脏超声等评估心血管功能。②呼吸道疾病风险评估:需要了解患者过去有没有慢性呼吸系统疾病史(如哮喘、肺气肿、慢性支气管炎等),并通过肺功能检查、屏气试验、爬楼试验或运动心肺功能检测等对患者的肺功能进行评估。③肝肾功能的评估:通过了解既往病史,结合检查肝功能、肾功能全项检查结果,来评估手术的安全性。④营养状况评估:通过测量患者体重,检查血生化等,评估患者是否能够耐受手术。

16.为什么手术之前医生让我喝橄榄油?

手术前喝橄榄油可以让患者的胸导管在术中清晰可见,便于医生辨认、保护胸导管,减少术后乳糜胸及二次手术的发生率。这是一种安全有效又简单可行的方法。

17.做完食管癌手术可以很快下床活动吗?

随着快速康复理念的不断推广,术后第 1 天(手术当日为 0 日,隔日计为术后第 1 天)患者就可以下床活动。但是需要满足一定条件,例如以下几点:

(1)患者年龄在较安全的区间,同时满足术前和术后检查身体情况良好,特别是心脏功能和肺功能良好,能够耐受手术的同时可以耐受早期下床活动。

(2)手术医师判断能够早下床活动。当前快速康复理念在外科领域不断更新和推广,广泛提倡外科手术后早下床活动。但如果手术医师比较保守,并且明确建议推迟下床时间,患者和家属还需要听从手术医师的具体判断。第一次下床活动一定要有家属和医务人员陪同。术后患者出于心理作用和身体疼痛、虚弱等原因,多数不积极主动下床活动,如果手术医生建议早下床活动,则需要尽量克服消极心态,早日下床活动,有助于更加快速地康复。

临床经验总结,食管癌患者术后早期下床活动有若干好处:

第一,可以有效地避免术后下肢静脉血栓形成,进而避免急性肺栓塞。肿瘤患者本身容易处在血液高凝状态,属于血栓易发人群。如果患者术后长期卧床,会导致下肢静脉血流淤滞,从而容易形成下肢静脉血栓。等血栓形成后再下床活动,万一血栓脱落,会造成急性肺栓塞,而急性肺栓塞是胸部手术术后比较容易发生的致命性并发症。

第二,可以改进术后营养状态。食管癌患者术后多数会放置十二指肠营养管或者进行空肠造瘘,以加强术后肠内营养支持,一般术后第 1 天就可以进行鼻饲水或者添加肠内营养。而早下床活动可以增强患者胃肠的蠕动,促进患者术后早排气、早排便,这样有利于肠内营养的吸收。只有患者营养状态好了,达到正氮平衡,才能促进吻合口和刀口的恢复。

第三,可以改善呼吸循环功能,预防肺部感染、肺不张等肺部并发症。术后早期下床活动,可以利用重力作用方便胸腔引流液的引流,同时可以增加肺的通气量,有利于气管分泌物(主要是痰液)的排除,减少肺部并发症的发生。

第四,可以帮助患者增强信心,消除负面情绪。早期离床活动能增强患者建立术后可以恢复正常生活能力的信念,消除紧张、焦虑等不良情绪,使他们的精力不完全集中于疼痛和不适,减轻患者精神集中于疼痛的状态,有助于睡眠。

活动时一定要事先做好防护措施,注意保护好胃管、营养管等管道。一旦患者出现头晕、心慌、气短等不适症状,陪护者需及时帮助其上床休息,严重时尽快通知医护人员。术后前两三天,患者可在陪护者及医务人员帮助下在床旁站立、原地踏步、绕床步行,信心建立之后逐渐增加活动范围及活动量。患者出院后前几个月内不宜进行高强度运动,应先从散步等轻缓运动开始,若胸闷等不适消失或者不加重,则可以逐渐增加运动量。总体原则为视个人身体恢复情况制订运动计划,循序渐进。

18.食管手术后多久可以进食?

医生会根据患者的手术方式和对病情的综合评估来判断其可以恢复进食的时间。食管切除术后患者完全恢复正常饮食需要一个循序渐进的过程。而住院期间,一般情况下,患者恢复到可以进食流质食物就可以出院了。因此,患者恢复饮食可以分为两个阶段:

(1)术后鼻饲营养阶段。这一阶段大概需要 5～7 天,在这期间患者处在手术创伤期,需要加强肠内营养,促进患者恢复。

(2)流质饮食阶段。患者术后若恢复正常,大概 5～7 天就可以进行上消化道造影检查,尽可能排除吻合口瘘或者残胃瘘,若无异常就可以经口进食水、牛奶、豆浆等流质饮食。

如果患者进食后 1～2 天出现高热、胸痛、腹痛等情况,则需要马上停止吃饭喝水并联系主管医生或去当地医院就诊,排除隐匿性的吻合口瘘或者残胃瘘,以及迟发性瘘或者应激性溃疡引起的胃穿孔。一般患者开始进食 1 天后无明显不适就可以出院,在家中慢慢进行调理恢复。

19.术后鼻饲营养阶段注意事项

术后进食尤以鼻饲阶段的注意事项较多,需格外注意以下三点:

(1)鼻饲速度不宜过快。现在的术后鼻饲多为肠内营养,种类较多,患者对不同营养种类可能会产生不同反应,鼻饲速度较快可能会引起腹泻、腹痛、腹胀等不适。根据肠内营养种类不同,经过计算,一般体重的患者一天使用1000~1500毫升肠内营养就可以维持日常生理活动所需能量。陪护者需尽量在十几小时内将这些营养液较匀速地鼻饲到患者体内。患者若有不适则需通知医生或护士,根据情况进行对症处理,若对症处理效果欠佳或者难以处理,可尝试更换肠内营养种类。

(2)鼻饲后冲洗鼻饲管。每次鼻饲完毕后尽量使用温水冲洗鼻饲管。针对没有患糖尿病的鼻饲管使用者,可用碳酸饮料来冲洗其鼻饲管,从而保证鼻饲管内壁更加干净并减少阻塞的可能。如果营养管不慎阻塞,可用5毫升或者10毫升干净注射器反复冲洗,如果在1小时内能够冲开,可继续使用,但要特别注意再次阻塞的概率更高;若不能冲开,可联系主管医师进行下一步处理,是否可以停用营养管,经口进食。

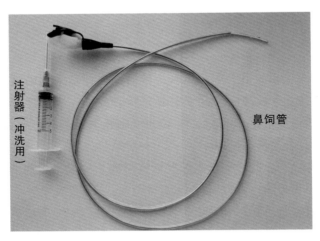

注射器(冲洗用)　　鼻饲管

(3)保持营养液温度适宜。经鼻饲管进食,因为没有经口,患者感受不到食物的温度。因此,需保持鼻饲食物合理的温度,不能太凉也不能过热,以防对消化道造成损伤,或刺激消化道引起患者腹泻。

20.食管癌手术患者出院归家后应该怎样注意饮食？

患者可以经口进食后一般也需要遵循循序渐进的原则：先进食流质饮食（主要是指液体类食物）1～3天，无明显不适后改为半流质饮食（主要为浓粥、肉泥、面条等）1～3天，再无明显不适后进食普通饮食（开始时尽量不进食硬质食物）。食管手术饮食上要遵循逐渐过渡，由少到多、由稀到稠、由流食到半流食再到普通饮食逐渐过渡的原则。饮食以高蛋白、高能量为主，以补充患者每日所需的能量。

患者能进食普通饮食后就需尽量减少流质饮食和半流质饮食的量，预防吻合口由于粘连引起狭窄，但这种预防措施对于瘢痕性狭窄往往效果欠佳。

另外，患者的饮食习惯要做出如下调整：

（1）按时按量饮食。由于手术破坏了胃的神经，手术后有一些患者没有饥饿感。因此，患者需要定时定量进食。如果没有按时按量进食，常常引起出院后患者营养不足。

（2）少食多餐。患者往往进食少量食物就有饱腹感，所以要少食多餐，每天4～5顿。

（3）进食后要多走动，增进肠胃蠕动。

（4）吃七分饱。饭量达到术前七到八成后，患者可以根据自己术后饭量判断进食是否到七分饱。

如此，在少食多餐和术后患者保证日常生活的营养和能量前提下，维持体重平稳后需要一直保持此饮食量和饮食习惯。部分患者术后进食时会有哽噎感，如果排除肿瘤复发的情况，则可能多数因为进食时饭团下咽与管状胃内残存气体相挤压而造成（可以参考灌热水袋时热水与袋内空气对撞，发生反流的现象）。针对这种情况，小口进食一般可减缓症状。待排出管状胃内气体，进食不再有哽噎感后，患者仍要尽量大口进食，以避免术后吻合口狭窄。

21.术后为什么总是反酸？

食管切除手术是破坏加重建的手术方式，改变了上消化道原来的正常生理解剖结构，导致患者术后经常感到反酸，以下几方面可以大概解释术后反流的常见原因：

（1）消化道重建：食管手术是对部分消化道的切除与重建。然而，不管病变位于食管的哪个部位，只要术中切断食管并采用胃或者肠代替食管的方案，都会切除贲门,因此也就丧失了贲门括约肌的作用。而失去了贲门的"单向阀门"功能,胃液就容易通过吻合口进入食管,引起反流。

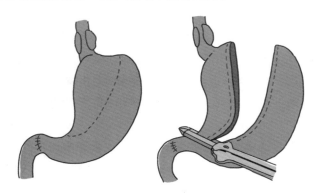

(2)胸腔胃:食管切除手术大多应用胃代替食管,胃被提高,部分进入胸腔(即为胸腔胃),在呼吸、咳嗽或者腹腔压力增大时胸腔胃受到压迫,引起反流。

(3)胃液潴留:胃酸分泌过多可以造成胃酸的反流增多,或者是胃的蠕动能力下降,胃排空能力下降,进而造成胃液的潴留,并在患者体位改变时形成胃液反流。

22.术后总是反酸怎么办?

术后反流是食管术后影响患者生活质量比较明显的手术并发症,目前还未形成对所有病患完全有效的治疗方案,术中采用的抗反流机制效果总是差强人意,实际应用中主要是靠术后日常生活中摸索个人反流的情况和规律,有效减轻反流。目前常见的应对方案包括:

(1)如果反酸比较严重,可以采用抑酸药物如奥美拉唑等,胃黏膜保护剂如果胶铋等,以及莫沙必利等促进胃肠蠕动,通常可以减轻症状。

(2)如果不是很严重,可以通过以下几个方法减轻反酸:改变体位,多采取站立姿势,减少平卧位,有条件的可以从腰部以上抬高上身。饮食不宜过饱,忌辛辣食物,睡前两小时尽量避免进食。

23.手术后多长时间复查?

因进食哽噎等症状而进行食管切除手术的患者需要在术后定期复查和随访:

第一次复查一般安排在术后1个月,复查目的为观察患者有无吻合口狭窄等并发症、体重减轻情况和术后恢复情况，明确是否需要进行下一步术后辅助治疗等。第二次复查多数安排在术后 3 个月左右。

除非是早期的食管癌患者，一般术后 2～3 年内需要每 3 个月复查一次，与前一次对比有无病情变化。术后 3～5 年后复查频率可降为每隔 6 个月复查一次。5 年后可以继续降低为每年复查一次。

每次复查的时候，患者尤其需要注意携带病历和术后病理。由于手术患者较多，医生在一段时间后可能就记不清患者的手术情况及术后病理情况。在日常生活中如果出现身体不舒服、体温升高或者体重下降，患者可以随时就诊，进行复查。

24.食管癌术后需要复查哪些项目？

食管癌术后常规性复查主要是影像学检查，包括颈部、胸部＋上腹部 CT，多数是平扫 CT 和强化 CT 间隔进行（即如若第一次复查采用了强化 CT，再次复查便采用平扫 CT，再下次复查复用强化 CT，以此类推）。食管癌的最多发部位为胸中段食管，这个部位的食管癌又容易向上和向下发生淋巴结转移。因此，有规律的影像学检查方法既可以最大可能地发现容易发生的转移和复发的病灶，也可以尽量减少费用。

若无特殊情况，建议患者术后每年进行一次胃镜检查，目的是观察手术后吻合口情况，或吻合口附近是否有复发可能。

以上是一般手术后共同的复查内容，如果手术有特殊情况，则需特别注意是否需要预约其他检查：

（1）如果术后病理报告显示下切缘阳性，也就是有癌残留，应将复查项目中上消化道造影和胃镜检查的间隔缩短，尤其是加强胃镜检查的频率，以防肿瘤复发。

（2）如果术后病理报告有纵隔和腹腔淋巴结转移，食管外侵（肿瘤向四周生长，累及周围组织）明显或者神经、脉管受侵及肿瘤残留等情况，术后尽量做增强 CT。如果上纵隔淋巴结或喉返神经旁淋巴结有转移，应定期进行颈部的增强 CT 或颈部淋巴结超声。

（3）食管癌复发转移多以局部复发和纵隔淋巴结转移为主，但发生颅脑转移和骨转移的病例也不少见。因此，如果条件许可，每年也可进行头颅的增强 MRI 检查和骨扫描检查。

（4）由于食管癌的肿瘤标志物缺乏特异性，而相对检查费用偏高，如果术前有偏高的肿瘤标志物,术后可以定期复查一下。常用的血液肿瘤标记物包括癌胚抗原(CEA)、糖类抗原 CA19-9、糖类抗原 CA724、糖类抗原 CA242、糖类抗原 CA125。目前,临床上针对食管癌患者采用的恶性肿瘤标志物均以糖类抗原为主,其具有非特异性、广谱性的特点。也就是说,目前临床上常用的食管癌的肿瘤标志物,都是无法直接反映食管癌的指标,在临床应用中需要医生进行很好的判断、取舍,也需要很好地实施动态、持续和连续性观察。因此,实验室检查并不包含在食管癌术后复查的必须检查内容之中。

25.什么是食管鳞癌?

食管的管壁根据位置主要分为黏膜层、黏膜下层、肌层和外膜四层。食管黏膜是最靠近管腔的一层,由上皮、固有层和黏膜肌层组成。其中,上皮主要由多层次的鳞状上皮细胞构成,其最主要的功能是能够抵御进入食道中的各种物质对食道黏膜所产生的刺激,起到对食管黏膜的保护作用。

若食管黏膜中的鳞状上皮细胞受到各种因素刺激,如长期受到真菌霉素、亚硝酸化合物等刺激,长期接触过烫、粗硬的食物,基因突变,病毒[人乳头瘤病毒(HPV)]感染的影响之后发生恶变,则会转变为不受控制的肿瘤细胞。肿瘤细胞逐渐发展、扩增,就演变成了食管鳞癌,它是国内食管癌中最常见的病理类型。

食管鳞癌在食管癌中约占 90%,早期食管癌首选手术治疗,中期食管癌可以先行新辅助治疗,根据治疗情况判断能否继续手术。

26.什么是食管腺癌?

食管腺癌属于食管癌的另外一种病理类型,可分为单纯腺癌、腺鳞癌、黏液表皮样癌和腺样囊性癌。它是起源于食管腺体的恶性肿瘤,大部分腺癌来自贲门,少数来自食管黏膜下腺体。食管腺癌的主要病理生理途径可能是由慢性胃食管反流病和巴氏食管(Barrett 食管)发展而来。巴氏食管是指食管下段的复层鳞状上皮被化生的单层柱状上皮所替代的一种病理现象,这种情况可逐渐发展为低级别异性增生、高级别异性增生和侵袭性食管腺癌。

食管癌的病理类型在东西方国家差异较大,欧美等西方国家病理类型以食管腺癌为主,其在胸中段食管癌中占比高达 70%以上;国内食管腺癌的发病率较低,一般男性多于女性,平均比例为 6:1。发病年龄多在 40 岁以上。值得注意的是,食管腺癌患者比食管鳞癌患者更容易肥胖,并且更容易患慢性胃食管反流病。

食管腺癌的主要危险因素是反流、肥胖。食管腺癌早期一般没有明显的症状，患者可能只是在吃东西的时候有哽噎感及胸骨后异物感，中晚期的食管腺癌表现为进行性吞咽困难，持续存在胸骨后疼痛及全身明显消瘦。

食管腺癌的放射敏感性低于食管鳞癌，对可手术治疗的食管腺癌患者进行新辅助放化疗的收益较食管鳞癌患者较小，目前早发现、早诊断、早治疗是食管腺癌最重要的临床治疗方式。

27.如何解读食管癌的术后病理，TNM 分期是什么意思？

TNM 分期是国际抗癌联盟与美国癌症联合会联合发布的恶性肿瘤分期标准，并且对其进行不定期更新。它是根据肿瘤大小、区域淋巴结转移情况及有无远处转移或种植转移来定义食管癌患者病程早、中、晚期分期的重要指标。食管癌 TNM 的分期标准同样包括肿瘤的大小、淋巴结转移情况和有无远处转移三个方面。下文将详细介绍 TNM 的具体含义：

（1）T（primary tumor）是指原发肿瘤的大小及范围。食管癌 T 分期与食管管壁的解剖结构及食管周围结构相关，食管的管壁由内向外解剖主要分为黏膜层、黏膜下层、肌层和外膜四层。T 分期依据肿瘤的大小分为不同的阶段，包括：

①Tx：原发肿瘤不能确定。

②T0：无原发肿瘤证据。

③Tis：重度不典型增生。

④T1：肿瘤侵犯黏膜固有层、黏膜肌层或黏膜下层，这一阶段又细分为 T1a（肿瘤侵犯黏膜固有层或黏膜肌层）、T1b（肿瘤侵犯黏膜下层）。

⑤T2：肿瘤侵犯食管肌层。

⑥T3：肿瘤侵犯食管纤维膜。

⑦T4：肿瘤侵犯食管周围结构，这一阶段同样也细分为 T4a（肿瘤侵犯胸膜、心包、奇静脉、膈肌或腹膜）、T4b（肿瘤侵犯其他临近结构如主动脉、椎体、气管）。

（2）N（regional lymph nodes）是指区域淋巴结的转移情况。

①食管癌区域淋巴结主要包括颈部、胸部及腹部区域淋巴结，细分为右侧下颈段气管旁淋巴结（位于锁骨气管旁与肺尖之间）、左侧下颈段气管旁淋巴结（淋巴结处于左侧大致对称位置）、左上气管旁淋巴结（位于主动脉弓顶与肺尖之间）、右下气管旁淋巴结（位于气管、无名动脉根部交角与奇静脉的头端之

间）、左下气管旁淋巴结（位于主动脉弓顶与隆突之间）、隆突下淋巴结（位于气
管隆突下方）、上胸段食管旁淋巴结（自肺尖至气管分权，即隆突）、中胸段食管
旁淋巴结（自气管分权处至下肺静脉边缘）、下胸段食管旁淋巴结（位于自下肺
静脉根部至食管胃交界区）、右下肺韧带淋巴结（在右下肺韧带内）、左下肺韧带
淋巴结（在左下肺韧带淋巴结内）、膈肌淋巴结（位于膈穿隆及膈脚后面或连接
处）、贲门旁淋巴结（位于胃食管交界区）、胃左淋巴结（位于胃左动脉走行区）、
肝总动脉淋巴结（位于肝总动脉走形区）、脾淋巴结（位于脾动脉走形区）、腹腔
淋巴结（位于腹主动脉旁）。

②N 分期根据以上区域淋巴结转移情况可分不同阶段，包括 Nx（无法评
估）、N0（无淋巴结转移）、N1（存在 1～2 枚区域淋巴结转移）、N2（存在 3～6 枚
区域淋巴结转移）、N3（存在≥7 枚区域淋巴结转移）。

（3）M（distant metastasis）是指肿瘤是否存在远处转移。它共分为 M0（肿
瘤无远处转移）和 M1（肿瘤发生了远处转移）两期。

最新版 TNM 分期增加了肿瘤病理类型及分化程度两个关键因素。其中
肿瘤分化程度用 G（grade）来表示，细分为 Gx（分化程度不能确定）、G1（高分化
癌）、G2（中分化癌）、G3（低分化癌）。

加入肿瘤的病理类型和分化程度之后，进一步提高了食管癌 TNM 分期的
准确性，能够更好地对肿瘤的早中晚期以及肿瘤的恶性程度进行评估，从而更
好地指导医生选择相应的治疗方式和策略，从而取得最佳的治疗效果。

食管癌的分期

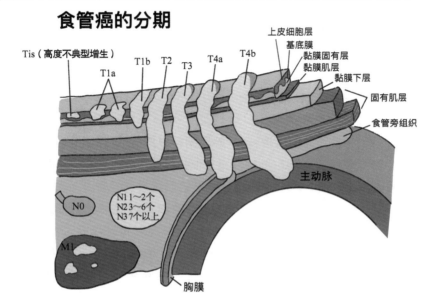

28.早期食管癌指什么？

早期食管癌通常指 TNM 分期为Ⅰ期的患者,此时的食管癌没有区域的淋巴结转移,也没有远处转移,肿瘤病变往往局限于黏膜和黏膜下层。早期食管癌主要包括隐伏型、糜烂型、斑块型和乳头型。

早期食管癌患者的症状一般不明显,常表现为反复出现的吞咽食物时有异物感或哽噎感,或胸骨后疼痛。处于早期的食管癌患者根据病变位置可以选择内镜下黏膜切除和黏膜剥离,或者选择手术根治性切除。通常情况下,早期食管癌患者手术后肿瘤大多能够得到根治。

29.晚期食管癌指什么？

晚期食管癌是指 TNM 分期较晚的患者,TNM 分期一般处于Ⅳ期。食管癌患者如果出现了远处转移的病灶,如出现了肺部、头部、肝脏、骨等任何一种器官的远处转移,或者是多器官的转移,都称为食管癌晚期。当然,如果存在较为严重的淋巴结转移,比如转移到腹膜后或者盆腔淋巴结,也属于晚期。

若晚期食管癌的病灶已经出现了广泛转移,则治疗策略主要是以全身治疗为主,主要包括化疗或者放疗,这些患者通常治疗效果较差。但是,近年来兴起的免疫治疗大大提高了晚期食管癌患者的治疗效果,改善了患者的生活质量,延长了患者的生存时间。

30.我的食管癌需要放化疗吗？

一般来说,术前临床 TNM 分期为Ⅲ期及以上的患者还有手术切除可能。根据患者病情可以先行新辅助治疗,也就是手术前先进行适量的化疗、放疗或者放化疗。这种结合手术和新辅助治疗的治疗方式主要适用于临床分期 T3N1-3M0 和部分 T4N0-3M0(侵及心包、膈肌和胸膜)食管癌患者。通过新辅助治疗,部分患者可以达到将肿瘤缩小、肿瘤降期、减少肿瘤微转移的效果,从而提高肿瘤局部切除率,降低远处转移风险。在此基础上,如果能够完成根治性切除,则有可能最大限度延长患者的生存时间。

接受新辅助治疗后的患者,术后身体恢复到能够耐受放化疗时,一般需要继续进行放化疗以辅助治疗。若术前没有进行新辅助治疗,直接行手术治疗,则主要根据患者术后病理情况决定是否需要进行放化疗。术后放化疗主要适用于ⅡB期、Ⅲ期食管癌患者,有淋巴结、血管、神经受累及所有术后切缘阳性或肿瘤残留的食管癌患者。术后辅助放化疗的目的主要是消灭手术后残留的肿瘤细胞和大量进入增殖周期的肿瘤细胞,消灭微小转移病灶及残存的转移灶,防止局部复发及远处转移,提高长期生存率。

（宋亮　马国元）

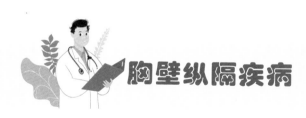

胸壁纵隔疾病

在我们的身体里,胸腔是一个神秘而重要的区域,它保护着心肺等重要器官。胸壁和纵隔是胸腔的两个关键结构,它们的健康状况对生命至关重要。然而,很多人可能对胸壁疾病和纵隔疾病并不了解。接下来,我们将用通俗易懂的语言,揭开胸壁疾病和纵隔疾病的神秘面纱,让大家更好地了解这些疾病,从而为自己的健康保驾护航。

肋骨骨折

1.什么是肋骨骨折?

胸廓是由胸骨、肋骨及胸椎共同连接组成的,可以起到对胸部脏器的支撑和保护作用。肋骨一共有 12 对,左右对称分布,胸部受到外力损伤时最容易骨折的就是肋骨。所谓"肋骨骨折"就是肋骨的连续性受到了破坏,通俗来讲就是肋骨出现了完全的断裂或者局部出现了裂纹。引起肋骨骨折的原因有很多,最为常见的就是胸部外伤,如战争、交通事故、摔伤、剧烈的对抗性运动。另外,有骨质疏松症或者是肋骨肿瘤的患者,在胸部受到作用力时也容易发生骨折,称为病理性骨折。还有一种名为"应力性骨折"的特殊肋骨骨折,不是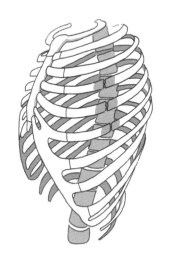发生在损伤后,而是发生在剧烈咳嗽或反复进行某一动作(如挥动高尔夫球杆)后。老年人肋骨弹性减弱,更容易出现肋骨骨折。儿童肋骨富有弹性,肋软骨也相对较长,不容易发生肋骨骨折。

2.出现肋骨骨折会很危险吗？

肋骨骨折本身并没有太大的危险，危险的是肋骨骨折造成的胸腔脏器损伤，以及对呼吸和循环功能造成的影响。如果只是单根肋骨的单一骨折，只要骨折的断端没有明显的移位，是不会对患者造成太大的危险的。患者可能也只会有胸部疼痛，不会出现严重的呼吸困难。但如果骨折的断端有明显移位，其就有可能刺破胸膜及肺组织，出现胸膜腔积血或气胸。大量血胸会导致失血性休克并压迫肺组织，气胸也会导致肺组织或心脏受压迫，影响正常的心肺功能，严重时会危及生命。对于多根多处的肋骨骨折，有时会出现受伤部位胸壁局部软化，呼吸时出现与周围正常胸壁相反的呼吸运动，称为连枷胸。连枷胸造成的反常呼吸会严重影响呼吸及心脏的循环功能，不及时处理会有生命危险。另外，一些严重的肋骨骨折还可能导致主动脉及腹部肝脏、脾脏破裂出血，不进行急救处理是非常危险的。

3.哪些症状提示出现了肋骨骨折？

在车祸、摔伤、对抗性运动以及其他巨大外力作用于胸部的情况下，如果出现了以下表现，需要警惕肋骨骨折的发生：

（1）胸部有明显的疼痛，在深呼吸、咳嗽或扭动身体时疼痛更加严重甚至难以忍受，不敢呼吸。

（2）在深吸气、咳嗽、按压胸部或扭动身体时听到胸部有"咔嚓"的声音。

（3）在胸部触及硬物摩擦的感觉。

（4）胸部出现瘀斑并在局部皮肤下触及"握雪"的感觉。

（5）胸壁有明显的变形、软化，呼吸时局部胸壁与周围的胸壁出现方向相反的运动。

（6）出现这些症状要及时到医院就诊。医生可能还要根据体格检查及胸部X线片、CT的检查结果来判断是否出现了肋骨骨折。

4.出现肋骨骨折该怎么治疗？

肋骨骨折的治疗原则为镇痛、清理呼吸道分泌物、固定胸廓、恢复胸壁功能和防治并发症。根据骨折的严重程度以及是否合并脏器的损伤，肋骨骨折的治疗方法是不同的。对于3根以下的单一骨折，如果没有骨折断端严重移位、气胸、血胸及脏器损伤，是不需要住院治疗的。这类患者使用镇痛药物以及胸带加压包扎可以减轻骨折带来的疼痛,视具体情况同时口服抗生素,加强咳嗽排痰可以预防肺部感染。患者经过 2～3 个月的休息,骨折会自然愈合。对于骨折 3 根以上以及合并血气胸、脏器损伤的患者,一般需要住院,通过手术的方法来固定胸廓、恢复胸壁功能和防治并发症。

5.肋骨骨折必须要手术治疗吗?

不是所有的肋骨骨折都需要手术治疗。因为肋骨的主要功能是对胸廓的支撑和保护,不像四肢骨折那样要求严格对合断端以便恢复日后的功能。因此,对于断端没有明显移位又没有合并脏器损伤及心肺功能异常的肋骨骨折,因骨折断端有上下肋骨和肋间肌支撑,很少发生错位活动,多能自动愈合,一般不需要手术治疗。

6.什么是连枷胸?

严重的胸部外伤导致多根多处肋骨骨折时,局部胸壁失去肋骨支撑而软化,并出现反常的呼吸运动,即吸气时软化区胸壁内陷,呼气时向外突出,这种情况称为连枷胸。连枷胸是非常严重的肋骨骨折。如果胸壁软化面积较大或者出现双侧连枷胸,处理不及时会影响患者的心肺功能,导致患者死亡。

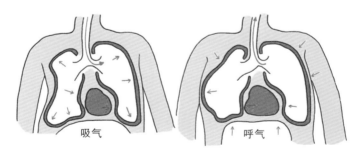

吸气　　　　　　　　　　呼气

7.出现肋骨骨折应该怎么紧急处理?

对于单一的肋骨骨折,只要不影响呼吸,一般无需特殊的紧急处理,应避免骨折部位受到进一步损伤,尽快到医院由医生进一步诊治。对于多处肋骨骨折,只要未形成连枷胸,可简单用弹力绷带或胶布固定,以减轻疼痛,便于排痰,预防肺炎的发生。而一旦出现连枷胸,如果处理不及时,会严重影响患者的心肺功能,导致患者死亡。在无法立刻到达医院的情况下,我们可以利用现有的条件做一些紧急处理,这样可以提高患者抢救成功的概率。具体方法是立刻帮患者找一个舒服的姿势,使用一条三角巾或纱巾,平展于伤者胸前,伤侧前臂弯曲,提起三角巾下端兜住前臂,在锁骨上方凹陷部位打结,并用三角巾包裹住肘部;用另外一条三角巾或纱巾将伤侧手臂一同固定于伤侧胸前,并于健侧腋下打结固定,调整松紧度,以不影响伤者呼吸为宜。有条件时给患者吸氧,并尽快送医院做进一步处理。

8.肋骨骨折在生活中需要注意什么?

（1）肋骨骨折在恢复期间一定要保证充足的休息,避免胸部过度受累活动,特别是反复翻身及弯腰,避免对胸部造成挤压,影响骨折断端的愈合。

（2）要进行适当的咳嗽排痰,将呼吸道分泌物及时排出,避免肺不张及肺部的感染。

（3）遵照医嘱服用止痛药物及抗生素。

（4）进食清淡且富含营养的食物,多食新鲜水果、蔬菜,多饮水;忌食辛辣刺激、生冷、油腻食物;注意补充足量的钙、维生素 D 和蛋白质。

（5）吸烟患者要戒烟,否则会导致骨折延迟愈合。

（6）骨折已临床愈合者可逐渐进行床边站立、床边活动、户外散步等活动。骨折完全愈合后,可逐渐加大活动量。

（7）恢复期间要定期前往医院复查,由医生评估骨折恢复的情况。由于一些骨折导致的并发症在骨折数日后才会出现,所以在恢复期间出现任何不适应及时前往医院诊治。

9.肋骨骨折一定要卧床吗?

肋骨骨折后是否需要卧床要看肋骨骨折的严重程度。虽然绝对的卧床休息可以使骨折断端保持相对稳定的状态,有利于骨折的愈合,但是长期卧床也会带来一些不良影响,如坠积性肺炎、血栓、压疮甚至肌肉萎缩。如果是三根以下的肋骨骨折,骨折端无明显移位,使用胸带保护后不一定需要严格卧床。在患者没有疼痛的情况下可早起下床活动,减少卧床时间。如果肋骨骨折较为严重,则需要严格卧床休息,等到疼痛消失、骨折相对稳定后再下床活动。过早下床活动可能会导致骨折延迟愈合。

10.肋骨骨折后多久能够工作?

这需要根据骨折的严重程度、骨折的恢复速度、工作性质、工作强度来综合判断,不能一概而论。比较轻微的骨折,如单根的肋骨骨折,没有明显的移位,患者疼痛也不明显,可以在数日后便开始轻体力工作,但要注意休息,工作强度不宜过大。工作强度较大、重体力劳动者要适当推迟开始工作的时间。大多数患者的骨折一般经过 6 周左右的时间就已经愈合,所以重体力劳动者建议至少休息 6~8 周后再开始工作。开始工作前要复查胸片,由医生评估骨折愈合的情况,从较轻的工作强度开始,逐渐增加工作量。对于一些比较严重的肋骨骨折,建议休息 3 个月后再开始工作,避免骨折愈合不良造成严重影响。

11.怎样才能预防肋骨骨折?

想要尽可能地预防肋骨骨折,可以从以下几个方面入手:

(1)在参加对抗性的运动时,尽可能地使用必要的防护装备,保护自己免受运动伤害。

(2)平时的日常饮食保证足够的钙及维生素的摄取。钙和维生素 D 对维持骨强度很重要,每天需要从食物和补充剂中摄入约 1200 毫克钙和 600 IU 维生素 D。

(3)清除地板上的杂物并及时清理地板的水渍,淋浴时使用防滑垫,降低在家中跌倒的风险。

(李猛　王光辉)

胸廓畸形

1.什么是漏斗胸?

漏斗胸是一种胸骨陷进胸部的先天性胸壁畸形疾病。这种疾病严重时胸部中心像是被挖掉了一块,形成一个深深的凹陷,形似漏斗,因此称为漏斗胸。

漏斗胸在男性中更为常见,男女之比约为 4∶1。这种疾病的病因尚不明确,但有时会在同一家族中连续发生,因此可能是遗传性疾病。漏斗胸患者的胸骨凹陷可能在出生时就已经存在,但往往是在青少年发育急速期加重而被家长发现。轻度的漏斗胸有时会使患者对自己的外貌感到难为情,而严重的漏斗胸则最终会影响正常的心肺功能。这种疾病可以通过手术治疗来矫正畸形。

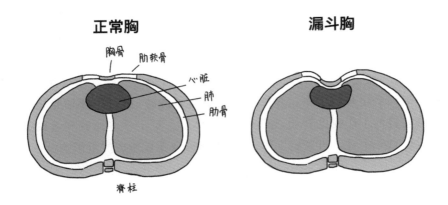

2.漏斗胸需要到哪个科室就诊?

漏斗胸属于胸外科疾病,14 岁以上的漏斗胸患者需要到胸外科就诊。14 岁以下的漏斗胸属于小儿外科的诊治范围,需要由小儿外科医生进行诊断治疗。

3.漏斗胸有什么危害?

漏斗胸对患者造成的影响主要包括两个方面。一方面是对心肺功能的影响。如果胸骨凹陷很深,可能会减少肺部扩张的空间,同时也会挤压心脏,降低心脏有效泵血的能力,从而可能导致运动能力减退,出现心率加快、气短、胸部疼痛等症状。另一个方面是对社会心理的影响。漏斗胸会影响患者的外观,不仅出现胸壁内陷,很多患者还会出现向前驼背、肩胛骨向外张开的姿势。这会让对自己外表比较在意的患者产生胆怯感和羞愧感,严重时会导致患者产生自卑、个人价值缺失、抑郁等不良情绪。

4.漏斗胸需要进行哪些检查?

漏斗胸的诊断相对比较简单。怀疑漏斗胸时,医生要通过体格检查、胸部 X 线及 CT 等影像学检查进行诊断。当患者合并有心肺并发症时,可能还要结合心电图、肺功能、超声心动图、运动负荷试验等检查结果进行综合评估。

5.什么是漏斗胸指数?

漏斗胸指数是用来评估漏斗胸严重程度的一个指标。漏斗胸指数＝(a× b×c)/(A×B×C),其中 a 为漏斗部凹陷处的纵径,b 为漏斗部的横径,c 为漏斗的深度,A 为胸骨长度,B 为胸廓横径,C 为胸骨角至胸椎体的最短距离。漏斗胸指数小于 0.2 时为轻度畸形,0.2～0.3 为中度畸形,大于 0.3 时为高度畸形。

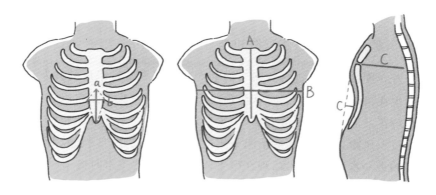

6.漏斗胸患者都要接受手术治疗吗?

漏斗胸的主要治疗方法是手术矫正畸形,但并不是所有的漏斗胸患者都需要接受手术治疗。虽然都是漏斗胸,但每个患者畸形的程度不一样。对于比较轻的漏斗胸患者,没有明显的主观症状,随着生长发育,若症状及胸廓畸形程度没有进一步加重,则可以不做手术。即便患者对畸形的外观有所顾虑,也可以仅通过体育锻炼重塑胸部肌肉或使用吸盘治疗来减轻畸形对外观的影响。另外,有一部分"假性漏斗胸"患者,随着发育或者补钙等治疗,漏斗胸会逐渐消失,也是不需要手术治疗的。而畸形程度较为严重、出现明显心肺功能异常的患者是需要接受手术治疗的,以避免心肺功能异常进一步加重带来严重的后果。另外,有些患者比较注重外观,胸部的畸形可能会为其带来严重的心理压力或对社交活动带来不利影响,这时候也需要手术矫正畸形从而减轻其心理上的负担,改善生活质量。因此,漏斗胸患者是否需要进行手术治疗,要根据胸部畸形的严重程度、是否出现心肺并发症以及畸形是否对患者心理上产生严重的负面影响来综合评估。

7.什么是"假性"漏斗胸?

儿童的漏斗胸有"真性"和"假性"之分。"真性"的漏斗胸属于先天性的胸壁畸形疾病,往往随着生长发育,畸形会逐渐加重,一般是没有自愈可能的。而"假性"漏斗胸多见于 3 岁以前的儿童,胸壁畸形的程度非常轻微,不会对心肺形成压迫,影响心肺功能。这种胸壁畸形往往不是真正意义上的漏斗胸,而是后天营养缺乏所造成的。因此,通过补充一些微量元素及营养物质,可以在以后的生长发育过程中自行矫正。"假性"漏斗胸是可以自愈的,不需要手术治疗。

8.漏斗胸患者的最佳治疗时机是什么时候?

由于青春期或者之后进行的漏斗胸手术失败率高并且术后的并发症较多,以前的医生在治疗漏斗胸时通常认为预防更为重要,因此主张在患者 2 岁以内进行手术矫正。而随着认识的发展,医生发现早期接受手术的儿童在青春期会有较高的复发风险,并且在某些情况下年幼儿童过早接受广泛肋软骨切除还会限制胸部的进一步发育。所以,现在医生认为漏斗胸的手术时机不应过早。

目前,研究者普遍认为矫正漏斗胸的最佳时机应在儿童晚期到青春期结束以前,也就是 6～12 岁。这个年龄段儿童的肋软骨顺应性既足以适合重塑胸廓,又可以降低青春期快速生长发育期间复发的可能性。当然,每个患者的病情都是不一样的,所以就每一个患者而言,具体的手术时机还是应由医生结合病情做个体化评估。对于中度以上、影响心肺功能,或影响生长发育的患者,可提前进行微创手术,但一般不早于 3 岁。对于症状比较轻微,心肺功能影响不严重的患者,建议在青春期前给予一定时间的观察,避免不必要的手术或过早手术出现后期疾病复发,影响进一步发育。

9.漏斗胸的治疗效果怎么样?

总体来讲,目前漏斗胸的治疗效果还是令人满意的。如果没有接受及时的治疗,胸壁畸形可能压迫心肺,导致呼吸困难、活动耐量减退、心前区疼痛等症状,并引发心理问题,严重影响生活质量。但如果治疗及时得当,绝大部分患者可以治愈,对生活质量及寿命基本没有影响。部分严重漏斗胸的患者,在接受手术治疗后不适症状明显减轻、活动耐量改善,自我形象和外观样貌也会有明显改善。

10.什么是鸡胸?

鸡胸是除了漏斗胸以外另一种常见的胸壁畸形,它是指胸骨向前异常隆起,状如鸡之胸脯,故称为鸡胸,也称为"鸽胸""楔状胸"。鸡胸分为先天性及后天性两种。先天性鸡胸是由胸骨及肋骨、肋软骨发育异常引起的,可以与漏斗胸同时出现,多有家族遗传倾向。后天性鸡胸是由于出生后婴幼儿营养不足,患有某些营养不良性疾病,如小儿佝偻病,久而久之可影响胸骨的发育,以致胸廓畸形。先天性心脏病或一些胸部的其他疾病也可造成后天性鸡胸。

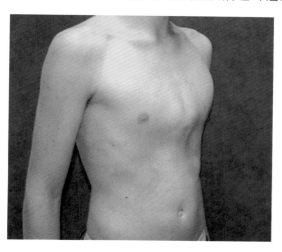

11.鸡胸需要治疗吗? 怎么治疗? 效果怎么样?

鸡胸可以在婴儿出生时就已经存在,但多数患者是在进入青春期发育迅速时才被发现的。对患者的主要影响是胸部畸形造成的精神和心理负担,产生自卑感及缺乏自信,不愿参加游泳和户外活动。另外,严重时可以导致呼吸幅度减弱,肺组织弹性减退而影响呼吸功能,出现乏力、气短症状,有时还会出现运动耐量下降及反复的肺部感染。后天性的鸡胸在发现后要及时补充钙及维生素 D,多进行室外活动,保证足够的阳光照射,这样可以使鸡胸自愈或避免进一步加重。先天性鸡胸往往会进行性加重,很难自愈。轻度的鸡胸对外观影响不严重时可以不予以治疗,中度的鸡胸可以通过佩戴支具或手术进行治疗,而严重的鸡胸则只能通过手术治疗。目前,鸡胸和漏斗胸一样,都可以通过微创手术来治疗,比较常用的是反 Nuss 手术。在发现鸡胸后要尽快到医院就诊,由医生来评估是否需要治疗及最佳的治疗方法,避免延误治疗时机。在得到及时规范的治疗后,与漏斗胸一样,鸡胸的治疗效果还是非常令人满意的。

(李猛)

其他胸壁疾病

1.什么是胸壁肿瘤?

胸壁肿瘤是个比较宽泛的概念,一般是指胸廓深部软组织、肌肉、骨骼的肿瘤,可以原发于胸壁,也可源于其他部位恶性肿瘤的转移。原发性肿瘤又可分为良性和恶性两种。起源于骨组织者,以肋骨肿瘤较为多见。骨骼良性肿瘤有骨纤维瘤、骨瘤、软骨瘤、骨软骨瘤,恶性肿瘤则为各种肉瘤。起源于深部软组织者,有神经类肿瘤、脂肪瘤、纤维瘤、血管瘤及各类肉瘤等。转移性胸壁肿瘤以肋骨最为多见。胸壁肿瘤患者多因病理性骨折引起的疼痛或者在胸部触及明显肿块而就诊。主要通过胸部 X 片、CT 及 MRI 来诊断,必要时可能需要组织活检来确诊。在治疗上,原发性胸壁肿瘤不论良性或恶性,条件许可时均应尽早手术切除。对于转移性胸壁肿瘤,若原发病变已经切除,也可采用手术疗法。手术切除后胸壁缺损较大者需要进行胸壁的修补重建。恶性肿瘤术后往往还要进行化疗、放疗等综合治疗。

2.什么是非特异性肋软骨炎?

非特异性肋软骨炎是一种非化脓性肋软骨肿胀,这种疾病的持续时间从几个月到几年不等,多发生于青壮年,女性较男性多见。有的患者症状比较轻微,多在 2~3 个月后自行缓解;有的则较为严重,可持续数年。这种疾病可以反复发作,主要表现为单根或多根肋软骨肿大、凸起,表面光滑,皮肤正常,多见于单侧的第 2~4 肋软骨,少数病例为双侧,偶可发生在肋弓,可有局部的疼痛、压痛、咳嗽、上肢运动或翻身时疼痛更加明显。这种疾病的发生原因尚不明确,但多数患者在发病前常有呼吸道感染的病史,故有可能与病毒感染有关,也有人认为是内分泌异常引起肋软骨营养障碍所致或与胸肋关节损伤有关。

3.怎么诊断非特异性肋软骨炎?

非特异性肋软骨炎的胸部 X 线及 CT 往往没有异常的表现,所以这种疾病主要结合患者病史及局部的体征进行诊断。需要注意的是,在诊断这种疾病之前,需要排除其他可以引起胸痛的胸部疾病及心脏病,如气胸、胸部肿瘤及冠心病等,避免延误诊断造成严重的后果。

4.怎么治疗非特异性肋软骨炎?

非特异性肋软骨炎的治疗主要是对症止痛治疗,可以适当应用止痛药物来缓解疼痛。对于疼痛较为严重,口服药物止痛效果不佳者,可以考虑用局麻药物及激素类药物局部痛点封闭治疗。因为这种疾病有反复发作的可能性,所以平时还要注意预防,要做到作息规律,保证充足的休息时间,劳逸结合,避免强度过大的劳动,平时注意多锻炼身体,提高身体免疫能力。另外,冬季要注意室内的空气流通,预防感冒。

(李猛)

纵隔疾病

1.什么是纵隔肿瘤?

要想知道什么是纵隔肿瘤,需要先理解什么是纵隔。纵隔是胸腔的一部分,位于胸腔中部,两侧胸膜腔之间。纵隔前面是胸骨,后面是脊柱,两侧为纵隔胸膜,使其和胸膜腔分开,上部与颈部相连,下方延伸至膈肌。纵隔有许多重要器官和结构,如心脏、大血管、气管、食管等。纵隔肿瘤就是指发生在纵隔内的肿瘤,比较常见的有胸腺瘤、畸胎瘤、胸内甲状腺肿瘤、生殖源性肿瘤、神经源性肿瘤、淋巴瘤、支气管囊肿、肠源性囊肿、心包囊肿等。

2.纵隔肿瘤应如何进行诊断?

纵隔肿瘤主要根据患者的症状,胸部 CT、MRI 等影像学表现及肿瘤生长的部位进行诊断。一般而言,大多数纵隔肿瘤无明显的临床症状,多是在查体时无意发现的。良性肿瘤生长缓慢,多无症状,只有在肿瘤较大,压迫周围器官时才会出现轻微症状。恶性肿瘤生长迅速,在肿瘤较小时便可出现明显症状,如胸闷、胸痛、咳嗽、呼吸困难。肿瘤压迫神经系统可出现呃逆、声音嘶哑、饮水呛咳、眼睑下垂、瞳孔缩小、面部无汗等。有些纵隔肿瘤可有特异性症状,如胸腺瘤患者可出现重症肌无力,畸胎瘤患者可以咳出毛发或豆腐渣样皮脂。肿瘤的生长部位对诊断有着重要意义。位于前纵隔内的肿瘤多为胸骨后甲状腺肿、胸腺瘤、畸胎瘤,中纵隔内的肿瘤多为淋巴瘤、心包囊肿、支气管囊肿,后纵隔内的肿瘤多为神经源性肿瘤或者食管囊肿。

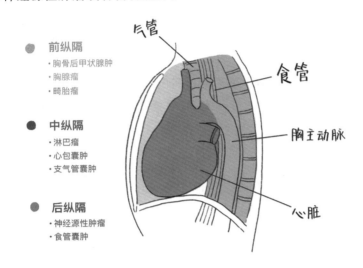

3.纵隔肿瘤是良性的还是恶性的?

纵隔肿瘤既有良性也有恶性。由于纵隔内组织器官较多而且胚胎学来源较为复杂,所以纵隔肿瘤种类繁多。纵隔肿瘤又可分为原发性肿瘤及转移性肿瘤。原发性肿瘤中以良性肿瘤较为多见,也有一部分为恶性肿瘤。转移性肿瘤多为其他部位恶性肿瘤转移至纵隔内。常见的良性肿瘤包括支气管囊肿、食管囊肿、心包囊肿、神经源性肿瘤、畸胎瘤、胸骨后甲状腺肿等,常见的恶性肿瘤包括胸腺瘤、淋巴瘤等。

4.纵隔肿瘤需要手术治疗吗?

由于纵隔内的重要脏器较多,所以一旦发现,只要没有手术禁忌证,绝大多数纵隔肿瘤都需要手术切除。即便是良性肿瘤,由于会逐渐增大,也会导致周围重要器官受压迫而出现症状。有时还会出现良性肿瘤逐渐发展为恶性肿瘤的情况,因此也建议手术治疗。对于一些侵犯到周围重要器官的恶性肿瘤,如果无法将肿瘤彻底切除,一般不建议行手术治疗,需要采用放疗或者化疗的办法进行治疗。纵隔内的恶性淋巴瘤对放疗比较敏感,也不建议手术治疗。

5.什么是重症肌无力？重症肌无力和胸腺瘤有关系吗？

重症肌无力是一种由于神经-肌肉接头处的神经递质传递功能出现障碍而引起的疾病，属于自身免疫性疾病。临床特征是部分或全身骨骼肌出现无力和易疲劳，活动后症状加重，休息后症状减轻。具体的临床表现包括眼皮下垂，视力模糊，复视，咀嚼无力，呼吸或吞咽困难以及抬头、抬臂、上楼梯等动作困难。症状有着典型的"晨轻暮重"的特点。虽然导致重症肌无力的原因有多种，但目前的医学研究已经证实肌无力与胸腺异常有着密切的关系。在重症肌无力患者中，有超过一半的患者有胸腺增生等异常，15%～30%的患者有胸腺瘤，而在胸腺瘤患者中约有20%的患者会出现重症肌无力。胸腺瘤患者发生重症肌无力者5年生存率下降。重症肌无力伴有胸腺瘤的患者，比没有胸腺瘤的重症肌无力者治疗效果要差。乙酰胆碱受体抗体阳性的全身型重症肌无力患者以及合并胸腺瘤的重症肌无力患者都适合进行手术治疗。在接受手术治疗后，这些患者的肌无力症状往往会消失或者出现一定程度的改善。

6.胸腺瘤是良性还是恶性肿瘤？

在医学上，上皮来源的肿瘤被称为"瘤"者多为良性肿瘤，被称为"癌"者多为恶性肿瘤。根据胸腺瘤的组织学特点，可以将胸腺瘤分为A型、B型、AB型和C型。其中C型胸腺瘤也被称为"胸腺癌"，相比其他类型的胸腺瘤有着更高的侵袭性。A型、B型、AB型虽然叫作胸腺瘤，但现代医学已经证实这类胸腺瘤也有恶性潜能。医生发现，即使包膜完整的A型胸腺瘤也可存在远处转移，并且A型胸腺瘤完全切除后出现复发也时有报道。因此，从复发转移的角度来看，所有胸腺肿瘤均为恶性，尽管从组织学和临床表现而言，多数胸腺肿瘤的恶性程度相对较低。一旦诊断为胸腺瘤，还是建议尽早手术切除。

7.什么是畸胎瘤？

畸胎瘤是指胚胎后期，一些具有多分化潜能的原始胚胎细胞从发育主体上脱落下来，发生异常分化形成的具有内胚层、中胚层和外胚层三个胚层的肿瘤，可见于骶尾部、纵隔、腹膜后、卵巢等部位。发生在纵隔的畸胎瘤多位于前纵隔内，可以分为良性和恶性。肿瘤较小时患者可以没有任何症状，较大时可以压迫周围的脏器出现胸痛、咳嗽和呼吸困难。肿瘤破裂穿入气管、支气管时，肿瘤内容物可以被咳出，常为豆腐渣样皮脂、毛发及牙齿。肿瘤穿破心包时可以造成急性心包填塞,穿破纵隔胸膜可以引起剧烈胸痛并造成胸腔积液。所有的畸胎瘤一经确诊都应尽早进行手术治疗。

8.纵隔淋巴结肿大是什么原因?该如何治疗?

当我们进行胸部 CT 检查时,常常会看到"纵隔淋巴结肿大"这样的描述,常常会引起人们的担忧。其实正常人纵隔内都会有很多淋巴结,它们像卫士一样帮我们抵御外来病菌和体内异常细胞的损害。纵隔内正常的淋巴结短径一般都在 1 厘米以下,在影像学上,我们将这些淋巴结称为小淋巴结,属于正常的淋巴结。但如果短径超过了 1 厘米,就认为淋巴结有增大。那究竟什么原因会导致淋巴结增大呢?最常见的原因就是淋巴结反应性增大,包括细菌、真菌、结合杆菌等感染导致肺部炎症时,淋巴结为了清除这些病菌,往往会出现反应性的增生。经过规范的抗感染或抗结核治疗后,淋巴结可缩小。

纵隔淋巴结肿大还可见于结节病。结节病是一种全身的慢性肉芽肿性疾病,常会累及肺部及纵隔淋巴结。除了纵隔淋巴结肿大之外,可能还会出现发热、乏力及皮肤的病变。这需要使用激素进行治疗。除了良性疾病,一些恶性疾病也会导致纵隔淋巴结肿大,如淋巴瘤、呼吸道及消化道的肿瘤。对于有恶性肿瘤病史的人,如果发现纵隔淋巴结肿大,要警惕纵隔淋巴结转移的可能性。在不确定是否是癌细胞转移时,可以进行 PET-CT 检查、超声支气管镜或者纵隔镜下活检取病理来明确诊断。

9.哪些疾病可以引起上腔静脉综合征?

当上肢、颈部和颜面部出现不明原因的肿胀时,我们要警惕上腔静脉综合征。上腔静脉是头颈部、上肢及胸壁血液回流至心脏的主要通道。当受到周围组织结构的压迫或者静脉管腔内堵塞时,上腔静脉回流到右心房的血液部分或全部受阻,就会出现上肢、颈面部瘀血水肿,以及上半身浅表静脉曲张的一组临床症状。往往在晨起时症状最为严重,站立后由于重力作用,症状会有不同程度的减轻。引起上腔静脉综合征的原因很多,90%以上是由肿瘤引起的,常见的有肺癌、畸胎瘤、胸腺瘤、淋巴瘤、生殖细胞肿瘤、乳腺癌,以及胃肠道等恶性肿瘤的淋巴结转移。因此,当出现不明原因的头面部、上肢及上半身水肿时,应尽快到医院做进一步的检查,以免延误病情。

(李猛)

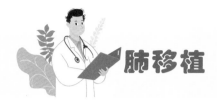

肺移植

肺移植是终末期肺疾病患者唯一的治疗手段。肺移植手术的成功率在过去几十年中得到了显著的提高,这归功于医疗技术和研究的不断进步。下文将介绍肺移植手术的基本知识和流程,帮助大家更好地了解这种手术,并为需要这种手术的患者提供一些有用的信息和建议。

1.什么是肺移植?

肺移植是以外科手术方式取出体内已失去作用的肺脏,再重新植入捐赠者的健康肺脏,恢复受体正常的呼吸功能。

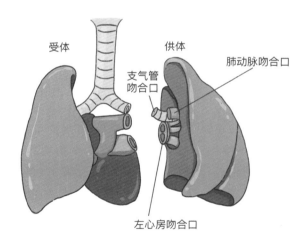

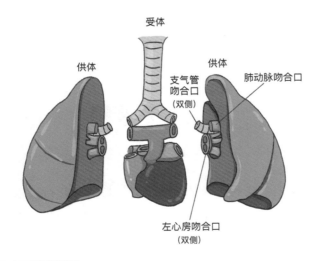

2.肺可以移植吗?

是的,肺是可以移植的。之所以少有开展肺移植的新闻,是因为肺移植是在器官移植手术中难度最高的手术之一,国内开展的单位比较少,只有 50 多家医院有肺移植资质,常规开展肺移植手术的单位只有 10 家左右。这是为什么呢?

一个方面是我们国家民众的观念问题。国外的移植受者对于生活质量的要求比较高,预计两年内死亡的风险大于 50% 就选择肺移植了,而国内患者通常都要拖到比较晚,预计生存期半年左右才考虑接受肺移植,这种状态下疾病的严重程度远远超过国外的肺移植受者。

另一个方面,由于肺脏是一个开放性器官,容易发生感染,重症监护室治疗期间,呼吸机的应用以及输液等都会造成肺脏的损伤,供肺的利用率要远小于其他器官。长期以来,供肺短缺是肺移植不能广泛开展的重要原因。

同时,肺移植术后各种并发症,包括原发性移植物功能障碍、急性排斥反应、慢性移植物失功和感染等,仍然是限制肺移植受者术后早期和长期存活的主要障碍,因此肺移植受者术后存活率仍低于其他实体器官移植。

3.肺移植适用于哪些人群?

概括来讲,肺移植是良性终末期肺病唯一有效的治疗方式。如果终末期肺疾病患者经最优化、最合理治疗后,肺功能仍进行性降低,无进一步内科或外科治疗的可能,2 年内因肺部疾病致死的风险极高(大于 50%),即应考虑肺移植。但并不是所有的肺部疾病都可通过肺移植来实现治疗目的,肺移植具有其特定的适应证。

肺移植主要适应证包括：

（1）慢性阻塞性肺疾病。

（2）α1 抗胰蛋白酶缺乏/肺气肿。

（3）间质性肺疾病（英文简称 ILD，包括特发性间质性肺炎、特发性肺纤维化、风湿免疫疾病和其他因素继发的间质性肺疾病）。

（4）尘肺。

（5）囊性纤维化/支气管扩张。

（6）肺动脉高压。

4.肺移植有哪些手术种类？

肺脏移植基本上分为单肺移植及双肺移植，医师会根据疾病的不同而选择适合的手术方式，如单侧肺移植适合肺纤维化及肺气肿疾病的患者。对于合并潜在性肺部感染源的患者，如支气管扩张症、囊性纤维化或其他发炎性疾病所引起的末期肺病，先天性心脏病所引起之肺动脉高压的患者，需接受双侧肺移植。

5.接受肺移植后需注意哪些问题？

肺移植后，患者需面临的问题与一般器官移植患者一样，需要持续康复，持续注意排斥药物的使用与不良反应，需要与医师紧密合作，另外患者与家属的配合也很重要。只要定期随诊，规则服药，并与医院团队成员配合，取得长期存活是很有希望的。

肺移植术后肺的神经传导及排痰功能在早期通常较差，术后伤口的疼痛及术前营养状况不佳会导致呼吸肌肉萎缩，以上均会造成患者术后呼吸力量不足与咳嗽能力不佳。手术后使用呼吸机帮助肺部扩张，护理人员会协助患者尽早下床活动，撤除呼吸机后尽早开始呼吸治疗及康复治疗。

6.肺癌或者肺结核患者可以做肺移植吗？

肺移植通常治疗终末期良性肺病，对于少部分早期肺癌患者，因肺功能不好，无法耐受肺切除术，在详细检查排除远处转移性病变后可考虑肺移植。另外，对于一些特殊类型的肺癌，如肺泡细胞癌，也可考虑肺移植治疗。其他中晚期肺癌为肺移植禁忌证，因为移植术后的抗排异治疗会促进肿瘤的生长。肺结核因属于特异性感染疾病，活动期为手术禁忌，不建议行肺移植手术。

（叶书高　王光辉）

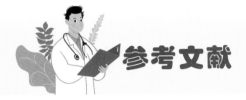

参考文献

1.陈孝平,汪建平,赵继宗,等. 外科学[M]. 9 版. 北京:人民卫生出版社,2018.

2.蒋耀光,周清华. 现代肺癌外科学[M].北京:人民军医出版社,2003.

3.王士杰,王其彰. 食管癌与贲门癌[M].北京:人民卫生出版社,2008.

4.徐乐天. 现代胸外科学[M]. 北京:科学出版社,2004.

5.薛卫城.肿瘤组织病理学诊断[M].北京:北京大学医学出版社,2009.

6.姜格宁,陈昶,朱余明,等. 上海市肺科医院磨玻璃结节早期肺腺癌的诊疗共识(第一版)[J]. 中国肺癌杂志,2018,21(3):13.

7.中华医学会呼吸病学分会肺癌学组,中国肺癌防治联盟专家组.肺部结节诊治中国专家共识[J].中华结核和呼吸杂志,2015,38(4):249-254.

8. 中华医学会器官移植学分会.中国肺移植受者选择与术前评估技术规范(2019 版)[J].中华移植杂志(电子版),2019,13(2):81-86.

9.SHIELDS T W, REED C E, FEINS R H, et al. General thoracic surgery[M]. Philadelphia:Wolters Kluwer,2009.

10.MA CMAHON H, NAIDICH D P, GOO J M, et al. Guidelines for management of incidental pulmonary nodules detected on ct images:From the fleischner society 2017[J]. Radiology,2017,284(1):228-243.

11.KIRANANTAWAT N,MCDERMOTT S,PETRANOVIC M,et al. Determining malignancy in CT guided fine needle aspirate biopsy of subsolid lung nodules:Is core biopsy necessary? [J].European Journal of Radiology Open,2019,6:175-181.

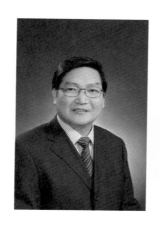

跋　健康科普——开启百姓健康之门的"金钥匙"

从医三十多年,每天面对那么多患者,我在工作之余常常思考,如何让人不生病、少生病,生病后早诊断、早治疗、早康复。这样既能使人少受病痛折磨,又能减少医疗费用,还能节约有限的医疗卫生资源。对广大医者而言,如此重任,责无旁贷。

《黄帝内经》说,上医治未病、中医治欲病、下医治已病。老子曾说:"为之于未有,治之于未乱。"这些都说明了疾病预防的重要性。

做医学科普有重要意义,是一件利国利民、惠及百姓的大事。在大健康时代,医者不仅要掌握精湛的医术,为患者治病,助患者康复,还应该积极投身健康科普事业,宣传和普及医学知识,引导大众重视疾病的预防,及早诊断和规范治疗。因此,近年来我逐步重视科普工作。

记得小时候,每每遇到科学上的困惑,我就去翻"十万个为什么"这套书,从中寻找答案。那么,百姓对身体健康产生疑问,有无探寻答案的去处?在多年的临床工作中,我常常碰到患者对疾病一知半解或存在误解的情况。我心里很清楚,患者就医之前往往会先上网搜索,可是网上的信息鱼龙混杂,不少内容缺乏科学性、权威性,患者被误导的情况时有发生。当患者遇到困惑时,能否从权威的医学科普书籍中找到答案?我曾广泛查阅,了解到有关医学科普方面的书籍虽然种类繁多,但良莠不齐,尤其成规模、成系统的丛书更是鲜见,于是,我萌发了编写本丛书的想法,并为这套书取名"医万个为什么——全民大健康医学科普丛书","医"与"一"同音,一语双关,"全民大健康"是我们共同的心愿和目标。

朝斯夕斯,念兹在兹。我多方征求相关专家意见,反复酝酿,最终达成一致意见,大家都认为很有必要编写一套权威的健康科普丛书,为百姓答疑解惑。一个时代,有一个时代的使命;一代医者,有一代医者的担当。历经一整年的精心策划和编写,"医万个为什么——全民大健康医学科普丛书"终于付梓了。大专家写小科普,这套书是齐鲁名医多年从医经历中答患者之问的精华集锦,是对百姓健康的守护,也是对开启百姓健康之门的无限敬意。

物有甘苦,尝之者识;道有夷险,履之者知。再伟大的科学家也有进行科普宣传的责任。"医万个为什么——全民大健康医学科普丛书"要做的就是为百姓答疑解惑、防病治病,让医学科普流行起来。

丛书编纂毫无疑问是个复杂的系统工程,自 2021 年提出构想后,可谓一呼百应,医学专家应者云集。仅仅不到一年的时间,我们集齐了近千名作者,不舍昼夜努力,撰写完成卷帙浩繁、数百万字的书稿,体现了齐鲁医者的大使命、大担当、大情怀。图书是集权威性、科普性、实用性以及趣味性为一体的医学科普精粹,对百姓健康来说极具实用价值,也是落实党的二十大报告"把保障人民健康放在优先发展的战略位置,完善人民健康促进政策"的医学创举。

在图书编写过程中,我们着力做到了以下两点:

一是邀请名医大家执笔。山东省研究型医院协会自成立起,就在学术交流、人才培养、科技创新、成果转化、服务政府和健康科普教育等方面做出了一定的成绩,尤其在健康科普方面积累了丰富经验,并打造了一支高水平的科普专家团队。本套丛书邀请的都是相关专业的名医作分册主编,高标准把关。由于医学专业术语晦涩难懂,如何做到深入浅出、通俗易懂,既能讲明医学知识又符合传播规律是摆在我们面前的难题。有些大专家学识渊博且有科普热情,不过用语太过专业;年轻医生熟悉互联网传播特点,但专业的深度有时候略显不足。所以我们采用"新老搭配"的方法,在内容和语言风格上下功夫,力求呈现在读者面前的内容"一看就懂,一学就会"。

二是创新传播形式。我们邀请专业人士高标准录制音频,把全书内容分章节以二维码的形式附在纸质图书上,以视听结合的方式呈现,为传统科普注入新鲜活力。二维码与纸质科普图书结合,让读者随时扫码即可聆听,又能最大限度拓展纸质科普书的内容维度,实现更广泛的科普,让"每个人是自己健康第一责任人"的宗旨践行得更实、更深入人心,无远弗届!

有鉴于此,我要以一位老医学工作者、医学科普拥趸者的身份衷心感谢和赞佩以专家学者为首的作者队伍的倾情付出。

还要特别感谢张运院士、宁光院士为本丛书撰文作序,并向为图书出版付出心力的编辑以及无数幕后人的耕耘和努力表示衷心感谢,向你们每一个人致敬!

念念不忘,必有回响。衷心希望"医万个为什么——全民大健康医学科普丛书"能为千家万户送去健康,惠及你我他,为健康中国建设助力。

山东省研究型医院协会会长　胡三元

2023 年 5 月

胡三元,医学博士,二级教授,主任医师。原山东大学齐鲁医院副院长、山东第一医科大学第一附属医院院长。现任山东大学齐鲁医院、山东第一医科大学第一附属医院普通外科学学术带头人、山东大学特聘教授、山东大学和山东第一医科大学博士研究生导师;山东省"泰山学者"特聘教授、卫生部和山东省有突出贡献中青年专家、山东省医学领军人才,享受国务院政府特殊津贴。

对中国腔镜技术在外科领域特别是肝胆胰脾外科中的创新应用与规范推广、"腹腔镜袖状胃切除术＋全程化管理"治疗肥胖症与 2 型糖尿病体系的建立和国产腔镜手术机器人的研发做出了突出贡献。荣获国家科技进步二等奖、中华医学科技奖一等奖、山东省科技进步一等奖等 10 余项科技奖励。

主要社会兼职:中国医师协会外科医师分会副会长;中华医学会外科学分会委员、腹腔镜内镜外科学组副组长;中华医学会肿瘤学分会委员;中国研究型医院学会微创外科学专业委员会主任委员;中国医药教育协会代谢病学专业委员会主任委员;中国医学装备协会智能装备技术分会会长;山东省医学会副会长、外科学分会主任委员;山东省医师协会腔镜外科医师分会主任委员;山东省研究型医院协会会长。